en Dieta
tiempo
de estrés

Gertrudis Corvera

SELECTOR®
actualidad editorial

Doctor Erazo 120, Col. Doctores, C.P. 06720, México, D.F.
Tel. (01 55) 51 34 05 70 • Fax (01 55) 51 34 05 91
Lada sin costo: 01 800 821 72 80

Título: DIETA EN TIEMPO DE ESTRÉS
Autora: Gertrudis Corvera
Colección: Salud

Diseño de portada: Socorro Ramírez Gutiérrez
Fotografía de portada: iStockphoto

D.R. © Selector, S.A. de C.V., 2012
        Doctor Erazo 120, Col. Doctores,
        Del. Cuauhtémoc,
        C.P. 06720, México, D.F.

ISBN: 978-607-453-128-2

Primera edición: octubre 2012

Sistema de clasificación Melvil Dewey

612.3
C16
2012

Corvera, Gertrudis
Dieta en tiempo de estrés / Gertrudis Corvera.–
Ciudad de México, México: Selector, 2012.

112 pp.

ISBN: 978-607-453-128-2

1. Ciencias aplicadas. 2. Ciencias médicas. 3. Nutrición y metabolismo.

Esta edición se imprimió en octubre de 2012, en Acabados Editoriales Tauro, S.A. de C.V.
Margarita núm. 84, Col. Los Ángeles, Del. Iztapalapa, C.P. 09360, México, D.F.

A mis padres, Gertrudis y Gabriel,
quienes cimentaron mi vida e interés por la ciencia.

A Vicente, por su cariño y apoyo.

A mis hijos, Gertru, Vicente y Merce,
por ser mi fuente de alegría y fortaleza.

A mis hermanos.

A Luisa Oliva Reyes y Gerard Mignault Paradis,
por formar parte de mi familia.

A la Universidad Iberoamericana,
por su apoyo en el desarrollo de este proyecto.

Al doctor Luis Arciniega Ruiz de Esparza, profesor e investigador
del Instituto Tecnológico Autónomo de México (ITAM),
por su colaboración en el área de Comportamiento Humano.

Un agradecimiento especial a la maestra académica
de la Universidad Iberoamericana, Adriana Arellano Velasco,
por su asesoría incondicional para la realización de esta obra.

A los médicos cirujanos Paul Goldberg Javkin
y José Suárez Guerrero, por su interés en la elaboración
de esta investigación.

Índice

Prólogo

El estrés es considerado en el siglo XXI como una gran calamidad, estamos conscientes de su existencia y aún no ha sido comprendido por la mayoría, en realidad su función es blindarnos de las agresiones que sufre el organismo provocadas por diversas fuerzas, las cuales influyen en el comportamiento humano. Hipócrates, el Padre de la Medicina, fue un médico griego que en el siglo IV a.C. estudió la importancia del equilibrio en el ser humano para no enfermar y el valor de los alimentos para amortiguar la tensión del organismo cuando se encuentra en lo que ahora llamamos estado de estrés.

Dichas fuerzas pueden ser internas o externas, las primeras se originan en el organismo como el dolor, las fuerzas externas se reciben del entorno, principalmente son provocadas por los factores DELTA (Demografía, Economía, Leyes y regulaciones, Tecnología y, por último, Actitudes y valores). Todas estas fuerzas causan en los individuos un mecanismo de defensa, induciendo diversas reacciones en nuestro organismo para ubicarlo en estado de alerta, con el fin de que sea capaz de responder, adaptarse y sobrevivir a las nuevas situaciones que se le puedan presentar.

Debemos establecer las causas que nos provocan estrés y canalizarlas adecuadamente, de no ser así, éste se vuelve progresivo provocando un desequilibrio en el sistema nervioso, la producción de hormonas y las defensas del organismo, aumentando la probabilidad a enfermar. Bajo este estado, es común que se presenten diferentes alteraciones en la conducta como frustración, ansiedad, exceso de tensión, obsesiones y depresión. Si se dirige positivamente, se amortigua el estrés y se vive plenamente desarrollando el potencial de cada individuo. Para poder reaccionar adecuadamente ante una situación determinada, necesitamos tener un organismo sano, por lo que es necesario tomar en cuenta la importancia de una alimentación saludable, realizar ejercicio diariamente y darnos tiempo para descansar y disfrutar de nuestros pasatiempos, la familia y los amigos.

Cuando experimentamos alguna situación que nos genera estrés, algunas de las primeras reacciones que se desencadenan en nuestro comportamiento son la inapetencia o la sobrealimentación; este fenómeno induce en el organismo un desequilibrio metabólico, el cual puede afectar nuestra salud si no se atiende debidamente, por lo que es necesaria una *Dieta en tiempo de estrés*, con el fin de fortalecernos fisiológicamente, permitiendo que el organismo resista y reajuste las nuevas situaciones a las que se debe enfrentar, evitando que el cuerpo enferme.

Introducción

Varias civilizaciones antiguas tenían la certeza de que los alimentos eran una fuente medicinal al mismo tiempo que cumplían la función de nutrir, Hipócrates los utilizaba con fines curativos y en su juramento menciona: "Haré uso del Régimen Dietético para ayuda del enfermo, según mi capacidad y recto entender, del daño e injusticia lo preservaré..." En compañía de sus maestros, observó que las enfermedades surgen debido a un desequilibrio originado la mayoría de las veces por diversas causas externas, las cuales alteran la armonía del cuerpo humano; en el fragmento anterior resalta la importancia de los alimentos en combinación con la estabilidad emocional para lograr el equilibrio regido por las fuerzas de la naturaleza.

El hombre del actual milenio, el de la nanotecnología, se enfrenta a diversos problemas provocados por la sobrepoblación, competencia y el agitado estilo actual de vida. Todos los organismos, durante su existencia, viven en constante estrés y su sobrevivencia obedece a los mecanismos biológicos de autoprotección; sin embargo, el hombre contemporáneo se encuentra agobiado por un sinnúmero de agresiones las cuales no le permiten que dichos mecanismos actúen.

He observado que varias personas, después de afrontar intensos periodos de estrés, han presentado diferentes padecimientos; cuando se comenta acerca de alguna afección, pregunto si quien la sufre ha tenido una pena cercana o experimentado algún episodio estresante, la respuesta generalmente es afirmativa; uno o varios eventos de este tipo, pueden desencadenar enfermedades crónicas que fácilmente se complican y afectan la calidad de vida.

Existen varios factores que causan inestabilidad en el ser humano: contaminación, aglomeraciones, inseguridad, espacios reducidos, presiones laborales, problemas económicos y familiares, así como el exceso de cafeína, alcohol, tabaco y una dieta poco saludable lo han llevado a la depresión y, en casos extremos, al suicidio. Anteriormente se creía que la intolerancia al estrés era un factor hereditario, hormonal o de conducta mal dirigida, de acuerdo con las últimas investigaciones científicas el problema comienza por un desequilibrio emocional y alimentario.

La comida rápida, el exceso de hidratos de carbono, grasas y sales; los antidepresivos, estimulantes, polivitamínicos y otros fármacos sin control médico; algunos remedios herbolarios, productos *naturistas* y las dietas *mágicas* son algunos de los factores que provocan cambios de conducta e inestabilidad en el ser humano.

¿Cuántas veces en el supermercado nos preocupamos por comprar productos bajos en calorías, ignorando al departamento de frutas y verduras? Una mujer obesa, angustiada por su alto nivel de colesterol reportado en sus últimos estudios de laboratorio, me preguntó en una ocasión si era recomendable consumir mayonesa baja en grasa, cuando su platillo preferido eran las empanadas de sesos; en general no hay conciencia nutrimental ni conocimiento básico del poder de los alimentos, las escuelas han realizado un fuerte intento por concientizar a sus alumnos sobre este tema; sin embargo, en algunas de ellas, en el receso les venden refrescos y comida denominada *chatarra*, vacía en nutrimentos, sin reforzar los conocimientos que se aprenden en la clase de salud.

Es un hecho conocido en todo el mundo, que los habitantes de los países cercanos al Ecuador y a los trópicos son muy alegres, este fenómeno es debido a que su alimentación es muy variada, el clima y el medio ambiente proporcionan mayor diversidad. Bernal Díaz del Castillo, en su obra *Historia verdadera de la conquista de la Nueva España*, relata la gran cantidad de bebidas, frutas y platillos que tenían los aztecas a su alcance en el palacio del gran emperador Moctezuma y el respeto que tenían mientras realizaban sus comidas. Es famoso el mural de Diego Rivera en el cual inmortaliza los tianguis prehispánicos mostrando la infinidad de productos que se comerciaban en la Gran Tenochtitlán y, de esta manera, podemos enumerar el asombro de los conquistadores de los países tropicales de todos los continentes. Los antropólogos han observado el hecho de que las clases sociales superiores de diversas culturas han presentado, a través de la historia, una mayor esperanza de vida que el resto de la población, este fenómeno se debe a la variada alimentación a la que tienen acceso estos grupos privilegiados.

Varios autores reconocidos, así como experimentos y análisis recientes, han afirmado que los alimentos proporcionan los compuestos necesarios que accionan el comportamiento humano mediante los nutrimentos, éstos realizan redes metabólicas que actúan en diversos procesos bioquímicos, obteniendo organismos estables y emocionalmente equilibrados.

En el siglo XVIII, Lavoisier estableció el método científico fundamentando la ley de la conservación de la materia y la energía, en la cual menciona: "Nada se crea, ni se destruye, todo se transforma". Los alimentos se metabolizan en el organismo, en un reacomodo de átomos, modificando la energía y uno de sus resultados es el fenómeno de las emociones, *el único lenguaje universal.*

Una rica nutrición

Durante su evolución, el hombre ha tomado los nutrimentos necesarios para sobrevivir de los alimentos que consume. Las diferentes civilizaciones se caracterizaron por tener un equilibrio nutrimental que comprende una gran variedad de alimentos, y a través de diversas conquistas se fusionaron las costumbres culinarias dando como resultado el enriquecimiento de la nutrición de los pueblos.

Posteriormente, la industrialización alimentaria provocó que los hábitos cambiaran, la aparición del concepto "comida rápida" fue bien recibido en las grandes ciudades y ahora es cotidiano en las pequeñas, proporcionando a los comensales una gran cantidad de grasas saturadas, azúcares y aditivos, que por su frecuencia de consumo (en algunas ocasiones en combinación con bebidas energizantes o por su contenido de edulcorantes artificiales) han provocado serios trastornos de salud. Otro problema que contribuyó a que varias enfermedades relacionadas con la nutrición se detonaran, fue el consumo descontrolado de frituras, refrescos y alimentos adicionados con una gran variedad de colorantes, saborizantes artificiales y conservadores.

A partir de las últimas décadas del siglo pasado, algunos médicos, apoyados en una fuerte campaña de mercadotecnia, recomiendan tomar vitaminas, minerales y otros complementos alimentarios en una población que no muestra ninguna deficiencia orgánica, teniendo como consecuencia una sobrecarga nutrimental y problemas de salud.

Las culturas contemporáneas han iniciado una reconquista por la alimentación natural, planeando una dieta correcta de acuerdo con sus gustos, hábitos y recursos económicos, están conscientes de que un alimento entre más fresco se consuma, conserva mejor sus nutrimentos proporcionando salud y bienestar. La mayoría de los países industrializados se están preocupando y ocupando en este tema, emitiendo constantemente la información necesaria para tener un peso y medidas corporales deseables.

El principal indicador de un peso saludable es el Índice de Masa Corporal (IMC).

Se calcula dividiendo el peso actual en kilogramos entre el cuadrado de la talla en metros.

$$\text{IMC} = \frac{\text{PESO ACTUAL EN KG}}{(\text{TALLA EN METROS})^2}$$

En México, de acuerdo con la Norma Oficial Mexicana NOM-030-SSA2-2009, se utilizan los siguientes parámetros:

IMC	Indica
Menor a 18.6	Peso bajo
De 18.6 a 24.9	Peso deseable
De 25 a 29.9	Exceso de peso
Mayor a 30	Obesidad

Si una persona tiene un peso de 70 kg y mide 1.80 m, su IMC se calcula:

$$IMC = \frac{70}{(1.80)^2}$$

$$IMC = \frac{70}{1.80 \times 1.80}$$

$$IMC = \frac{70}{3.24}$$

$$IMC = 21.6$$

El IMC de 21.6 indica que la persona tiene un peso deseable para su talla.

El organismo degrada y sintetiza los nutrimentos, utilizándolos para proporcionar energía, crecimiento, reparar tejidos, combatir enfermedades y otras funciones que nuestro cuerpo realiza; para que se realicen adecuadamente, es necesario tomar al día dos litros de agua y caminar o desarrollar alguna actividad o ejercicio físico con el fin de tener un metabolismo activo.

Los nutriólogos modernos han dividido a los alimentos en tres grupos:

Grupo I   Cereales y tubérculos

Grupo II   Leguminosas y alimentos de origen animal

Grupo III   Frutas y verduras

Se recomienda combinar y variar los alimentos de cada grupo en cada comida, para obtener el aporte diario necesario de nutrimentos, asegurando que la dieta sea adecuada para cada persona, completa, equilibrada, inocua, suficiente y variada.

Los nutrimentos se dividen de acuerdo con las funciones que realizan en el organismo y su estructura química en:

- Hidratos de carbono o carbohidratos: 50-60% del VET*

- Proteínas: 15-20% del VET

- Lípidos (comúnmente conocidos como grasas): 25-30% del VET

- Vitaminas

- Minerales

Cereales y tubérculos

Aportan la energía necesaria para realizar todas las funciones corporales y la actividad física, son la principal fuente de hidratos de carbono, vitaminas, minerales y fibra dietética, necesaria para la absorción de algunos nutrimentos y para el buen funcionamiento intestinal.

Los cereales han sido la base de alimentación de grandes civilizaciones como la egipcia, china y azteca; los más consumidos en el mundo son trigo, arroz, maíz y avena, los cuales generalmente se comercializan en productos industrializados como tortillas, pan, galletas, pas-

---

*VET. Valor energético total de la dieta diaria.

18

tas, etcétera; y los tubérculos más conocidos son papa, remolacha, camote y yuca.

Leguminosas y alimentos de origen animal

Contienen proteínas que construyen y regeneran las células y tejidos del cuerpo, aportan grasas en cantidades variables necesarias para la producción y funcionamiento de las células corporales y otros compuestos importantes como las hormonas; también son ricos en minerales y vitaminas A, D y B.

Las leguminosas son los vegetales que se cosechan en forma de vaina como frijol, soya, lenteja, garbanzo, haba, etcétera. Se recomienda combinarlas con los cereales (por ejemplo: arroz con frijoles) para mejorar su calidad nutrimental. Los alimentos de origen animal incluyen todo tipo de carnes, vísceras, pescados, mariscos, insectos, gusanos, huevo, leche y sus derivados como queso y yogur.

Los alimentos que pertenecen a estos dos grupos son ricos en zinc, el cual es un nutrimento inorgánico antioxidante que interviene en los procesos bioquímicos de la membrana celular, ácidos nucleicos y en la formación de enzimas, reforzando, entre otras, la función inmune.

Frutas y verduras

Han sido recolectadas por el hombre desde la prehistoria, son fuente esencial de vitaminas y minerales, los cuales accionan el metabolismo corporal; se recomienda procesarlas lo menos posible, comerlas frescas en ensalada o coctel y consumir por lo menos cinco porciones diarias, debido a que aportan la fibra y el agua necesarias para tener un tránsito intestinal normal.

La vitamina C tiene funciones antihistamínicas (neutraliza las reacciones alérgicas) y antioxidantes en el cuerpo humano y una gran influencia en el sistema inmune, ya que combate agentes infecciosos y tóxicos; cuando experimentamos un periodo de estrés, la concentración en la sangre de esta vitamina desciende rápidamente, debido a que el organismo produce gran cantidad de adrenalina para combatirlo, por lo que es necesario consumir alimentos que la contengan como chile, brócoli, col, papa, kiwi, frutos rojos, guayaba y cítricos; el limón es llamado *el gran desinfectante* por su acción antiséptica.

Uno de los principales problemas de salud que tienen algunos países, es la anemia por deficiencia de hierro, causando, entre otros, una baja en el aporte de oxígeno en la sangre y en el cerebro, la vitamina C también colabora en el proceso de la digestión facilitando la absorción de este mineral.

Las verduras de hoja verde como la espinaca y la acelga son ricas en ácido fólico (de ahí toma su nombre de *folium* - hoja), el cual colabora en el metabolismo celular y en el de algunas enzimas que intervienen en el desarrollo de las células sanguíneas; es recomendable una dieta rica en este nutrimento e indispensable para las mujeres embarazadas, debido a que participa en la formación neurológica del feto.

La mentalidad en el consumo de productos sustentables en los últimos años ha tomado el primer lugar de importancia en la mayoría de los países, propiciando un gran impulso en desarrollo de productos agrícolas y ganaderos denominados *orgánicos,* los cuales se generan en un medio libre de contaminantes ambientales, con rotación obligatoria de cultivos para proteger el suelo sin utilizar sustancias químicas, sintéticas, ni semillas de origen *transgénico;* es recomendable el consumo de estos productos, ya que protegen la salud de los consumidores sin dañar al medio ambiente.

Quiero mencionar la importancia de los lípidos en la dieta diaria: actualmente se relacionan con exceso de peso y obesidad, se tiene la falsa creencia de que si se incluyen en la dieta algunos alimentos que contengan cualquier tipo de grasa, el organismo sufre problemas de salud; a continuación se explican los diferentes componentes químicos de las grasas, su importancia en la nutrición humana y su relación con el estrés.

Las grasas y aceites constituyen los compuestos orgánicos conocidos como lípidos, los ácidos grasos son los más sencillos, también se incluyen en este grupo compuestos químicamente más complejos como las hormonas.

Los ácidos grasos se encuentran en varios alimentos de origen vegetal y animal, son necesarios en nuestra dieta, debido a que realizan múltiples funciones en el cuerpo humano realizando diversos procesos metabólicos. Se almacenan en el organismo en forma de tejido adiposo, el cual tiene gran importancia bioquímica, la más conocida es la producción de energía cuando se presenta un balance negativo;

a continuación se mencionan otras funciones que realiza en el cuerpo humano, algunas de ellas se han descubierto recientemente:

- *Función de reserva y termorregulación*: es la principal reserva energética del cuerpo humano y la base del mecanismo termorregulador produciendo calor en ambientes fríos, también funciona como aislante térmico, debido a que las células adiposas subcutáneas actúan como protección en nuestro organismo en climas invernales o cuando disminuye la temperatura.

- *Función estructural*: forma diversas estructuras en las membranas celulares, dividiendo y separando las células, permitiendo el paso de determinadas sustancias a través de ellas para realizar diversas funciones específicas, también recubren, protegen, sostienen y dan consistencia a varios órganos.

- *Función reguladora, hormonal y de comunicación*: algunas vitaminas como A, E, D y K son liposolubles, es decir, sólo son solubles en grasas, por lo que tienen una función muy importante al transportarlas e integrarlas químicamente en nuestro organismo. Las hormonas derivadas de los lípidos regulan el metabolismo del cuerpo.

  La estructura exterior de la célula se encuentra formada principalmente por lípidos que actúan como receptores bioquímicos colaborando en la función de comunicación celular y en la interacción de los neurotransmisores involucrados en el estrés.

- *Función catalizadora*: acelera o retarda algunas reacciones químicas en los seres vivos como la regulación del apetito y el balance de energía.

Para su estudio, los ácidos grasos que constituyen nuestra dieta se agrupan químicamente de la siguiente manera:

Ácidos grasos saturados (AGS)

Ácidos grasos monoinsaturados (AGM)

Ácidos grasos polinsaturados (AGPI)

Ácidos grasos saturados (AGS)

Su consistencia tiende a ser sólida o semisólida en los alimentos de origen animal como el queso y la mantequilla; se encuentran en casi todos los productos lácteos, el huevo, la manteca de cerdo y la grasa contenida en las carnes como el tocino, por lo que es recomendable preferirlas magras. En los alimentos de origen vegetal se encuentran en algunos aceites como el de coco y otros tropicales.

El consumo de los ácidos grasos saturados debe ser menor al 7 por ciento del valor energético total de la dieta (VET), debido a que contribuyen a formar ateromas en las arterias provocando lo que llamamos ateroesclerosis relacionada con problemas cardiovasculares, también se ha comprobado que son los responsables de elevar los niveles de colesterol total en la sangre incrementando el riesgo de sufrir alguna enfermedad coronaria.

Ácidos grasos monoinsaturados (AGM)

Debemos incluir en la dieta 15 por ciento de ácidos grasos monoinsaturados del valor energético total (VET), debido a que son muy importantes para la salud cardiovascular, colaboran a bajar los niveles de colesterol en la sangre, su fuente principal son las oleaginosas que son plantas de las cuales se obtiene aceite como el de oliva, también se encuentran en todo tipo de nueces y frutos secos como cacahuates, pistaches, aceitunas, almendras, avellanas y en el aguacate, cuyo consumo de aceite ha aumentado en la última década, debido a sus cualidades sensoriales.

Ácidos grasos polinsaturados (AGPI)

Estos ácidos son indispensables para el funcionamiento del cuerpo humano, para su estudio se dividen en dos familias y son comúnmente llamados ácidos Omega 3 y Omega 6, se recomienda incluirlos en la dieta entre un 6 a 10 por ciento del valor energético total (VET).

Omega 3

Los ácidos grasos Omega 3 (AGPI n-3) se encuentra en varios alimentos como nuez de castilla, semilla de calabaza, verduras de hoja verde como lechuga, espinaca y acelga, en el frijol de soya, lino (linaza recién molida) y el pescado azul, caracterizado por presentar en su mayoría una coloración azul en su piel, debido a su contenido de más de 5 por ciento de grasa entre sus músculos y una cola o aleta caudal en forma de horquilla, mucho más potente que la de los otros peces, ya que generalmente realizan grandes migraciones como la sardina, la trucha, la macarela, el salmón, el atún y el arenque.

Los ácidos contenidos en estos alimentos colaboran en la formación de las membranas celulares y en la síntesis de hormonas, también intervienen en el funcionamiento del sistema inmunológico, así como en la producción y liberación de los neurotransmisores.

A partir de los años setenta del siglo pasado, se empezó a investigar sobre el consumo de alimentos ricos en Omega 3; de acuerdo con varias investigaciones, los esquimales y los habitantes de los países nórdicos y Japón muestran bajo índice de enfermedades circulatorias, debido a que su alimentación se basa en el pescado azul.

Varios estudios científicos han reportado que estos ácidos colaboran positivamente en problemas de enfermedades autoinmunes como la artritis reumatoide, se ha demostrado que tienen propiedades antiinflamatorias ayudando a disminuir los síntomas relacionados con la psoriasis y dolores asociados con la menstruación, también ayudan a controlar complicaciones en las enfermedades coronarias, arritmias cardiacas e hipertensión, debido a que reducen los niveles altos de triglicéridos. Se ha comprobado que dietas bajas en estos ácidos, provocan en el organismo problemas de comportamiento alterado, fatiga y cambios de estado de ánimo.

La salud de la piel es indispensable para el organismo, ya que es el primer contacto con el exterior, los alimentos ricos en Omega 3 son necesarios para la formación de las membranas celulares de este órgano, así como las del feto en las mujeres embarazadas.

Omega 6

Los ácidos grasos Omega 6 (AGPI n-6) se encuentran principalmente en las nueces y los cereales, por lo que el pan integral es buena fuente de este ácido, también en la mayoría de los aceites vegetales como el de cártamo, girasol y maíz, en los huevos y en la carne de las aves de corral.

Estos ácidos tienen prácticamente las mismas funciones que los ácidos Omega 3. Es muy importante la relación de consumo de dichos ácidos, la cual debe ser la siguiente:

**Por cada g de AGPI n-3,
no se deben consumir más de 6 g de AGPI n-6.**

Si no se guarda esta relación, puede aumentar la viscosidad de la sangre y la contracción de los vasos sanguíneos, elevando el riesgo vascular y a su vez disminuyendo la protección inmune.

En la dieta occidental es común no guardar esta relación, debido al uso regular de aceites ricos en AGPI Omega 6, por lo que se recomienda incluir en la dieta pescado azul y utilizar para la preparación de algunos alimentos aceite de canola para nivelar la proporción anterior.

Es recomendable evitar productos elaborados con aceites y grasas parcialmente hidrogenadas, preferir alimentos libres de ácidos grasos *trans* (consultar etiqueta). Este nuevo tipo de grasas utilizadas en gran proporción a partir de mediados del siglo pasado, llamadas *trans*, al ser industrializadas se transforman en sustancias que perjudican nuestra salud, aumentando los niveles de colesterol total, disminuyendo la respuesta inmunológica del organismo y la actividad enzimática e insulínica del hígado, teniendo el mismo riesgo que las grasas saturadas. Se encuentran en los productos industrializados como pasteles, galletas, donas y frituras, también están presentes en todo tipo de "comida rápida".

Ningún alimento contiene todos los nutrimentos necesarios para tener una buena salud y bienestar, para ello se requiere de una dieta, que es la ingesta diaria de alimentos, cuyas características deben ser:

- *Adecuada* a las costumbres, gustos, sexo, edad, enfermedades y recursos económicos de cada individuo.

- *Completa:* incluyendo los tres grupos de alimentos en cada comida para que el organismo funcione correctamente.

- *Equilibrada:* evitando algún exceso o deficiencia.

- *Inocua:* que se conserve y consuma en condiciones adecuadas, vigilando que no esté contaminada, con el fin de evitar riesgos para la salud.

- *Suficiente:* de acuerdo con las necesidades de cada individuo tomando en cuenta su edad, sexo, actividades, condiciones particulares como el embarazo o lactancia y estado de salud.

- *Variada:* incluyendo diferentes alimentos en cada comida, procurando elaborar platillos que llamen la atención a los sentidos para disfrutarlos plenamente.

También se debe evitar trabajar, estudiar, ver televisión o desarrollar alguna actividad en el momento de comer para tomar conciencia del tipo de alimentos y cantidades que se ingieren.

Para poder formular una dieta saludable es necesario tomar en cuenta las recomendaciones anteriores, se debe presentar cada platillo de tal manera que, por sus características sensoriales, sea agradable y sabroso; es recomendable establecer un ambiente de paz y armonía para contar con una buena digestión y evitar situaciones que provoquen estrés.

Menús recomendados para el tiempo de estrés

A continuación se dan opciones de diferentes menús para personas sanas que quieran conservar un estilo de vida saludable y permanecer de esta manera aún en tiempo de estrés, este plan de alimentación se puede modificar de acuerdo con los gustos, preferencias y necesidades específicas de cada una; es importante tomar en cuenta los siguientes puntos:

- Los métodos de cocción que se recomienda utilizar para preparar las carnes, pescados o mariscos son el horneado, al vapor, a la parrilla o a la plancha, éstos últimos deben prepararse con poco aceite, de preferencia de canola, también se pueden utilizar de olivo, aguacate, cártamo, maíz y girasol, de acuerdo con el gusto de cada persona.

- Consumir pescado, pollo y pavo sin piel.

- Las cantidades recomendadas se refieren a los alimentos cocidos, como las carnes, pescados y verduras.

- Preparar las ensaladas con vinagre, especias y condimentos al gusto; es importante adicionar poco aceite y sal.

- Las porciones recomendadas de atún, ate y queso son de 30 g.

- Las frutas y las porciones mencionadas de otros alimentos son de tamaño mediano.

- Los jugos y las aguas frescas deben prepararse con frutas o verduras naturales y consumirse lo antes posible.

- Es preferible preparar el agua fresca, café o té sin azúcar, para moderar el consumo de hidratos de carbono.

MENÚ 1

DESAYUNO

½ vaso de jugo de naranja

1 rebanada de queso panela con salsa de champiñones

$^2/_3$ taza de papas con cebolla

2 tortillas de maíz

1 malteada de cocoa

REFRIGERIO MATUTINO

porción de ate de guayaba

3 galletas integrales

1 taza de té verde

COMIDA

1 plato de sopa de lentejas con perejil

8 camarones a la plancha

1 taza de arroz blanco con granos de elote y cebollín picado

1 bollo pequeño

1 taza de sandía en cubos

REFRIGERIO VESPERTINO

1 paleta helada con frutas

CENA

1 sandwich de pan integral con pechuga de pavo, lechuga y jitomate

1 manzana al horno con canela

MENÚ 2

DESAYUNO

1 plátano

1 taza de leche

$^2/_3$ taza de cereal

3 cucharadas de granola con amaranto y linaza

1 taza de té de frutos del bosque

REFRIGERIO MATUTINO

1 rebanada de melón

½ taza de nieve de limón

2 galletas barquillo

COMIDA

1 vaso de agua de tamarindo

1 plato de sopa de habas

90 g de carne tampiqueña asada a la parrilla

1 enchilada de mole con adorno de semillas de ajonjolí

$^2/_3$ taza de guacamole con jitomate, cebolla, cilantro y chile

1 bolillo

REFRIGERIO VESPERTINO

1 taza de pepino y naranja en cubos

1½ tazas de palomitas de maíz

CENA

1 taza de atún con verduras

2 palitos de pan con eneldo

3 higos

MENÚ 3

DESAYUNO

1 vaso de jugo de frutas de la estación

2 hot cakes con miel de maple

1 taza de té de hierbabuena

REFRIGERIO MATUTINO

1 taza de jícama y papaya en dados con limón y chile piquín

1 barrita de amaranto con nueces y pasitas

COMIDA

1 plato de sopa de frijol canario con tortilla deshidratada
   en juliana

1 milanesa de ternera a la plancha (90 g)

½ taza de chícharos con papa

½ taza de puré de manzana

3 galletas saladas integrales

1 mango

REFRIGERIO VESPERTINO

1 *brownie* con nuez

½ taza de frutas rojas

1 taza de café capuchino

CENA

1 vaso de agua de guanábana

2 quesadillas al comal

$^2/_3$ taza de rajas de chile con cebolla

MENÚ 4

DESAYUNO

1 mandarina

1 tamal verde

½ taza de frijoles de la olla

1 taza de café con leche

REFRIGERIO MATUTINO

1 rebanada de pay de durazno

1 taza de té de menta

COMIDA

1 plato de sopa de fideo

90 g de pescado al horno con perejil picado

1 taza de ejotes, coliflor y soya germinada

½ taza de arroz integral

½ bolillo

½ taza de piña y sandía en cubos

REFRIGERIO VESPERTINO

1 vaso de jugo de tuna

CENA

2 guayabas medianas

2 cuernos pequeños con ensalada y queso fresco

1 taza de té de hierbabuena

MENÚ 5

DESAYUNO

1 vaso de jugo de toronja

$^2/_3$ taza de chilaquiles con queso panela

½ taza de frijoles con cebolla y chile

1 huevo al gusto

REFRIGERIO MATUTINO

1 bísquet integral con mermelada de chabacano

1 taza de café

COMIDA

1 plato de sopa de garbanzos, espinaca, zanahoria y laurel

2 piezas de pollo en salsa verde con nopales

2 tortillas de maíz

½ taza de nieve de zapote negro

3 galletas de té

1 taza de té de manzanilla

REFRIGERIO VESPERTINO

1 vaso de jugo de jitomate con limón, pimienta y cardamomo

3 palitos de pan con ajonjolí

CENA

1 coctel de frutas

1 vasito de yogur

3 cucharadas de granola con avena, nueces y almendras

1 té de naranjo

MENÚ 6

DESAYUNO

1 taza de piña, fresas y kiwi

1 rebanada de panqué con pasas

1 taza de café con leche

REFRIGERIO MATUTINO

1 vaso de jugo de verduras preparado con apio y limón

3 galletas saladas

COMIDA

1 vaso de agua de nectarina

1 plato de sopa de alubia con chile morita

90 g de pavo al horno

1 taza ensalada de manzana, nuez, amaranto y linaza

$2/_3$ taza de puré de papa

1 bolillo

REFRIGERIO VESPERTINO

1 tablilla de chocolate con almendras (15 g)

3 galletas de té

1 té de hojas de menta

CENA

2 tostadas con frijoles, pollo, lechuga, jitomate y queso fresco

1 vaso de agua de mango

MENÚ 7

DESAYUNO

1 coctel de frutas de la estación

1 huevo con ejotes

1 jitomate rebanado con eneldo

½ taza de frijoles de la olla con chile serrano

2 tostadas

1 taza de té de hojas de cítricos

REFRIGERIO MATUTINO

1 rebanada de tarta de manzana

1 taza de café capuchino

COMIDA

1 vaso de agua de limón

1 ensalada de hojas variadas de lechuga, soya germinada, granos de elote, pimientos, 3 cucharadas de semillas de amaranto, girasol y calabaza tostadas

¼ de taza de aderezo de mostaza y miel

1 filete de pescado (90 g) a la plancha con pimienta y hierbas de olor

3 galletas melba

REFRIGERIO VESPERTINO

1½ taza de palomitas de maíz

1 vaso de jugo de durazno

CENA

2 tortillas al comal con flor de calabaza y rajas de poblano

$^2/_3$ taza de guacamole con jitomate, cebolla y perejil

1 vaso de agua de lima

Estrés

El término estrés fue utilizado en el siglo XIV para expresar tensión; los primeros científicos que lo estudiaron fueron el fisiólogo estadounidense Walter B. Cannon en 1920 y el endocrinólogo canadiense Hans Selye en 1936, quienes afirman que hay una reacción automática y violenta del organismo para confrontarlo, en la cual el sistema nervioso tiene una participación fundamental. El estrés nos hace vivir, enfrentar y reaccionar ante los diferentes estímulos, rompe las estructuras monótonas, volviéndonos impredecibles y espontáneos, superando nuestros límites.

El estrés es una alteración fisiológica o emocional que se manifiesta por medio de una hiperactividad en las reacciones de nuestro cuerpo para ajustarse a una nueva situación a la que se debe enfrentar. Si éste no se encuentra preparado para manejarla, pueden presentarse alteraciones en nuestra conducta, surgiendo diferentes desequilibrios como la incapacidad para disfrutar, ansiedad, angustia, depresión, obsesiones y compulsiones.

Los signos y síntomas del estrés son llamados trastornos de ajuste, pueden ser físicos, psicológicos o desencadenar comportamientos anormales.

Físicos

- Resequedad de boca y garganta

- Manos frías y sudorosas

- Dolor de cabeza

- Hormigueo y adormecimiento de extremidades

- Oleadas de calor o bochornos

- Mandíbula apretada

- Debilidad en las piernas

- Dolor de pecho

- Falta de aire

- Temblor de manos y piernas

- Dolores en las articulaciones faciales, lumbares o musculares

- Mareo

- Palpitaciones

- Indigestión

- Desmayos

- Fatiga

- Dificultad para respirar

- Insomnio

- Sudoración incrementada

- Estreñimiento o diarrea

- Enfermedades frecuentes

- Enrojecimiento de cara

- Molestias abdominales

- Variación en la presión sanguínea

- Falta de equilibrio

- Alergias frecuentes

- Depresión del sistema inmunológico

- Agitación

- Dermatitis

- Caída de cabello

- Náuseas

- Dilatación de las pupilas

Psicológicos

- Incapacidad para relajarse

- Ansiedad

- Pensamientos difusos

- Terror

- Irritabilidad

- Nerviosismo

- Pereza mental

- Tristeza

- Miedo a morir

- Sensación de impotencia, desesperanza e inferioridad

- Actitud defensiva

- Ira

- Apatía

- Temor de perder el control

- Angustia

- Aprehensión

- Pesimismo

- Inestabilidad emocional

- Pérdida de confianza

Comportamientos anormales

- Sobrealimentación o inapetencia

- Tendencia a discutir

- Impaciencia

- Higiene personal deficiente

- Cambio de prácticas religiosas

- Alteración en las relaciones familiares o íntimas

- Aumento en el consumo de alcohol, café, tabaco o drogas

- Evitar responsabilidades

- Bajo rendimiento en el trabajo o estudios

- Agotamiento

- Indiferencia

Los estresores son sucesos y estímulos que dan origen al estrés, son una fuerza que genera una respuesta emocional causando un desequilibrio en el cuerpo. Este fenómeno es un proceso biológico de defensa y un mecanismo de adaptación de nuestra especie para amortiguar los enfrentamientos cotidianos o las situaciones positivas (éxito académico) o negativas (déficit económico) de nuestra vida.

A principios del siglo pasado se describieron las tres causas principales que pueden desencadenar estrés:

- La primera causa se refiere a los eventos que pueden ocasionar graves crisis de ansiedad como terremotos, incendios, experiencias de guerra y accidentes graves, por mencionar algunos.

- La segunda causa corresponde a las enfermedades o sucesos que involucran tratamientos médicos mayores como las cirugías y partos, algunas veces los pacientes experimentan estrés extremo y es necesaria la colaboración de un nutriólogo.

- La tercera causa se refiere a los periodos prolongados de angustia originados por preocupaciones, desencuentros y diferentes eventos como robos o extravíos de objetos importantes.

El entorno ambiental es un factor muy importante que puede desencadenar estrés, actualmente, se ha demostrado que existen grandes fuerzas externas que afectan a la sociedad y a su vez al individuo, éstas son llamadas fuerzas DELTA (por sus iniciales) y son cinco: Demografía, Economía, Leyes y regulaciones, Tecnología y, por último, Actitudes y valores.

Demografía

Estudia la distribución de los grupos humanos en las diferentes zonas de la Tierra, la forma en que se desplazan y aumentan o disminuyen las poblaciones. La gran actividad humana ha generado una exagerada contaminación del agua y el suelo, así como un incremento del bióxido de carbono en la atmósfera, debido a la quema de combustibles fósiles, provocando un sensible aumento en la temperatura global promedio.

Como consecuencia, existen drásticos cambios en el planeta, que provocan una alteración climática y estrés extremo que hemos observado últimamente, ya que afecta a millones de personas. La Organización Mundial de la Salud (OMS) asegura que varias enfermedades están relacionadas con este fenómeno y los mayores impactos se dan en lugares aislados y donde hay escasez de agua y alimento.

Este factor tiene gran influencia en el comportamiento humano y en la fuerza de trabajo; muchas familias se han desintegrado, debido a la migración que hay de los países en desarrollo hacia los países ricos, buscando mayor poder adquisitivo, una vida más digna y una mejor educación; este fenómeno provoca gran estrés y angustia en los miembros de dichas familias.

Economía

Es la que indica las relaciones de intercambio de bienes materiales y servicios entre una sociedad y los individuos. En el sistema competitivo en el que vivimos, un alto porcentaje de la población económicamente activa se preocupa por tener lo necesario para conservar su nivel de vida, esta situación provoca un mercado laboral complejo marcado por un notorio desempleo, provocando trastornos de ansiedad y conducta, reduciendo el tiempo dedicado a otras actividades igualmente importantes como compartir con los hijos momentos especiales, los pasatiempos y el descanso. La creciente tasa de participación femenina en la fuerza laboral, el mantener un trabajo estable, la urbanización o simplemente los riesgos de una inversión variable, causan en el individuo gran estrés, el cual se amortigua si se tiene un buen estado de salud. Los escasos programas de apoyo al ingreso y desempleo en América Latina y otros países, incrementan el esfuerzo laboral de los individuos provocando enfermedades relacionadas con el exceso de estrés.

Los desastres naturales pueden provocar situaciones severas de estrés, ya que causan un fuerte desequilibrio económico y emocional en las personas damnificadas y en sus familias, dicha situación permanece hasta que ésta se vuelve a normalizar.

Una experiencia inolvidable fue la que viví cuando ocurrió el terremoto del 19 de septiembre de 1985, ese día me encontraba con mi familia en una casa antigua de la colonia Roma en la ciudad de México, cerca del centro histórico, una de las zonas más afectadas. En el momento del temblor no se podía caminar, los pasos que se daban no permitían avanzar, varios edificios y casas sufrieron daños, algunos se colapsaron parcial o totalmente, otros sufrieron hundimientos hasta de un metro o más, llamaron la atención los que fueron lanzados desde sus cimientos hacia la calle y algunos, los que no se derribaron, se dañaron en su estructura o sufrieron graves cuarteaduras. Cerca de la calle de Zacatecas, donde yo vivía, pocas viviendas se salvaron de sufrir daños. La desesperación e incertidumbre comenzó a apoderarse de la zona, pronto se respiraba un fuerte olor a muerte, abandono y angustia; esta situación dominó gran parte del centro de la ciudad, hubo un gran éxodo de comercios y familias afectadas, entre ellas, la mía; otras tantas se quedaron en la zona reconstruyendo sus viviendas; después de algunos años, la ciudad volvió a tratar de ser la misma...

Leyes y regulaciones

Todas las sociedades humanas requieren de una estructura basada en diferentes reglas para poder funcionar adecuadamente con el fin de que sus individuos vivan en paz y en armonía para poder satisfacer sus múltiples necesidades.

La conducta humana está dirigida por un conjunto de conocimientos empíricos que se van moldeando, desde que somos pequeños, de acuerdo con las normas y costumbres de cada sociedad, configurando así las prácticas morales, sociales y religiosas.

Todas las sociedades han evolucionado a través del tiempo; las normas y leyes se han adaptado a los diferentes cambios y necesidades de cada una de ellas con el fin de ajustarse a las nuevas estructuras y diversas formas de vida desde la prehistoria.

Las variaciones que contienen las nuevas disposiciones pueden provocar ansiedad y estrés en los individuos o en una población determinada, debido a que pueden ocasionar gran incertidumbre, ya que significan una modificación a lo establecido.

Confirmando el postulado de Charles Darwin:

"Sobrevive el que se adapta"

El hombre moderno debe ajustarse a las leyes y regulaciones y a las diversas situaciones que se le presenten en su vida para poder cumplir con las demandas de la actualidad, cuyo principal problema es

47

la sobrepoblación y las consecuencias que ha provocado en nuestro planeta Tierra.

Tecnología

Los cambios que han producido las ciencias aplicadas se han acelerado en los últimos 20 años, generando una nueva forma de pensar, actuar y laborar; las telecomunicaciones producen una serie de datos e información que han revolucionado la estructura mental de las nuevas generaciones; la capacidad de asombro que tenía el hombre hasta la mitad del siglo XX, ya no se experimenta actualmente debido a la inercia del avance tecnológico y científico de nuestros días. Dichos cambios, como cualquier adaptación, generan estrés y debemos incorporarlos a nuestra vida cotidiana para tener una mayor y mejor calidad de vida con los milagros de la ciencia.

Los países que cuentan con tecnología de punta, son aquellos que tienen los mejores niveles económicos y de salud a nivel mundial; los que sufren constantes crisis económicas, manifiestan un marcado estrés poblacional, derivado de la inestabilidad en los mercados.

Actitudes y valores

El comportamiento del hombre se ha modificado ante los cambios que ha experimentado, debido a la sociedad de consumo en masa a la cual se enfrenta cotidianamente, este fenómeno ha provocado uno de los principales estresores de la actualidad: *el ser para tener*, con el que los individuos pierden su voluntad y libertad con el fin de obtener reconocimiento, aceptación o algún bien material. Como reflexión se concluye que *el tener no nos permite ser.*

Dichas fuerzas negativas cuando nos afectan, causan cambios en el interior del cuerpo, muchos de los síntomas del estrés son tan fuertes que pueden afectar el estado de ánimo, la estabilidad emocional y la salud en personas sanas; los griegos consideraban a tales fuerzas como un antecedente de varias enfermedades.

La psiconeuroinmunología ha establecido la relación entre los procesos psicológicos y los acontecimientos fisiológicos, probando la hipótesis de que los efectos del estrés tienen gran influencia en la salud, alterando diferentes funciones.

En la reproducción, reduce la concentración de las hormonas y funciones sexuales, impidiendo el embarazo en la mujer y disfunción eréctil en el hombre. La exposición prolongada al estrés, disminuye la síntesis de la hormona estimulante de la tiroides, y en los niños influye en la secreción de la hormona del crecimiento.

El estrés puede tener efectos sobre el sistema inmunológico, alterando las funciones de los leucocitos y plaquetas, también puede ocasionar lesiones dermatológicas, alérgicas y reumatológicas, las cuales se detallarán posteriormente.

La crisis actual de valores es uno de los factores más frecuentes que causan el estrés, debido a que los principios morales se han perdido, gran parte de la población basa sus metas en bienes materiales como casas, coches, viajes... el dinero se ha vuelto el valor de mayor importancia.

Hemos heredado la estructura de un materialismo que centra la existencia del hombre en *el tener*, en América se incrementó desde tiempos de la Colonia. Sor Juana Inés de la Cruz, la gran musa mexicana, lo expresa en sus sonetos como el siguiente:

Yo no estimo tesoros ni riquezas,
y así, siempre me causa más contento
poner riquezas en mi entendimiento
que no mi entendimiento en las riquezas.

El equilibrio en *el tener* nos proporciona tranquilidad; sin embargo, los trabajadores compulsivos sufren de estrés extremo y éste puede causar insomnio, depresión, problemas digestivos severos, infartos y, en algunos casos, la muerte.

La Madre Teresa de Calcuta mencionaba que el gran error del siglo XX fue la falta de reconocimiento de los individuos ante un mundo globalizado, cada persona debe valorar su existencia y su rol en la vida sin esperar el reconocimiento del entorno para sentirse capaz y realizada, cada individuo debe conocer sus virtudes y limitaciones para no estresarse y vivir una vida plena.

Es muy importante evaluar el impacto psicológico de los diferentes sucesos de nuestra vida, la mayoría de veces los eventos aislados no afectan al individuo, en otras ocasiones la situación se complica, debido a que acontecen eventos simultáneos, por lo que es necesario tener en cuenta que la acumulación de éstos puede agudizar el estrés.

Se han observado dos tipos de respuesta ante situaciones de alto riesgo:

- La primera origina pensamientos y sentimientos negativos y repetitivos, que pueden generar un estado obsesivo.

- La segunda es la fuga, caracterizada por evasión emocional.

Estas respuestas se agudizan en pacientes con enfermedades crónicas como cáncer, diabetes, arterioesclerosis, artritis e hipertensión arterial.

Cuando se desconoce el origen del estrés que sufre el paciente, es necesario que el médico descarte alguna lesión corporal causada por un accidente, un factor hereditario como algunos casos de diabetes o por un agente patógeno como la influenza. Una vez realizada dicha evaluación, el médico comprenderá su estado emocional y dará las indicaciones necesarias para su restablecimiento y, con el apoyo de la familia, siguiendo una dieta saludable, durmiendo lo suficiente, haciendo ejercicio físico, de relajación o meditación, reactive su vida con el fin de reducir al máximo el estrés.

El impacto que tienen los sucesos en cada individuo es muy variado y las experiencias ante las diversas situaciones a las que se enfrenta se van acumulando, el ser humano presenta un comportamiento diferente en cada una de ellas; a veces se vuelve una alteración progresiva que requiere tratamiento, si no lo recibe en el momento necesario, se puede convertir en un trastorno ansioso depresivo. Todas las alteraciones psicofisiológicas del estrés se pueden amortiguar con una acertada asesoría médica a tiempo y una dieta saludable.

Endorfinas

En el año de 1975, el científico estadounidense John Hughes y sus colaboradores descubrieron una serie de sustancias que produce el cerebro, las cuales se encuentran distribuidas en el sistema nervioso central, ayudando a conservar el equilibrio bioquímico en el cuerpo humano y a mantener su estabilidad física y emocional.

Estas sustancias funcionan en el organismo dando una sensación de bienestar y contribuyen a disminuir el dolor como si fueran una droga. Son llamadas endorfinas por su raíz "endo" que significa dentro, por ser producidas en el organismo, y "morfina", de Morfeo, el dios de los sueños.

Cuando el organismo sufre alguna alteración como un golpe o una herida, el cerebro manda de inmediato endorfinas para despolari-zar las células que causan el dolor y minimizarlo, actuando como analgésicos naturales. Gracias a estas sustancias podemos resistir a ciertas circunstancias, debido a que producen insensibilidad en las situaciones de estrés extremo o estados de shock. Genéticamente, el cuerpo humano está programado para su conservación, las endorfi-nas contribuyen en gran parte a este propósito.

En el aspecto emocional, las endorfinas tienen una función muy im-portante, ya que disminuyen la angustia y colaboran a confrontar y estructurar los problemas de tal manera que seamos capaces de resolverlos adecuadamente.

Las curaciones milagrosas tienen una base científica: mediante masajes, oraciones y mucha fe por parte del paciente, se activa la producción de endorfinas que tienen un papel esencial en el alivio de diversos padecimientos, actúan estimulando el sistema nervioso, la producción de hormonas y al sistema inmune, ejerciendo un efecto positivo sobre las enfermedades.

En la historia del hombre se han escuchado varios casos de curaciones de fe, en los que se han realizado verdaderos milagros. Al principio, en la prehistoria, quien ejercía estas funciones era el curandero o brujo del clan, quien a través de la magia hacía curaciones extraordinarias. Posteriormente, cuando empezó la escritura y el hombre se estableció en un territorio definido, las realizaban los sacerdotes y patriarcas de las diferentes religiones; esta forma de aliviar los padecimientos la hemos heredado hasta nuestros días.

El dolor físico o emocional provoca estrés, los dos se encuentran ligados uno con el otro; es muy importante que estemos conscientes de este fenómeno para poder reaccionar adecuadamente cuando se sufre una enfermedad o experimentamos algún episodio que nos provoca angustia debido a que, algunas veces, en los eventos negativos de nuestra vida, la producción de endorfinas se bloquea, complicando la recuperación del paciente.

Actualmente es muy común que la población occidental recurra a prácticas ancestrales para aliviar el dolor, relajarse, dejar de fumar o bajar de peso como la aromaterapia y la acupuntura, las cuales elevan los niveles de endorfinas en la sangre disminuyendo la tensión y ansiedad. El primer paso para generar e inducir a que las endorfinas fluyan adecuadamente, es tener un organismo sano, procurando que se encuentre libre de tabaco, alcohol y todo tipo de medicinas o sustancias sin prescripción médica, y tener muy presente la clave fundamental, la base bioquímica esencial para que el organismo sea capaz de elaborarlas: *una alimentación saludable.*

Cuando nuestro cuerpo se encuentra libre de cualquier sustancia que lo pueda dañar, tenemos una sensación de bienestar, debido a que funciona adecuadamente. El siguiente paso para producir endorfinas es descansar y dormir lo necesario para que nuestro cuerpo se recupere del trabajo y la rutina cotidiana, es indispensable realizar alguna actividad física, la que tengamos a nuestro alcance, es recomendable practicar un deporte como la equitación, el tenis o el golf o caminar 15 minutos diarios, subir escaleras en el trabajo… movernos de alguna manera, ayuda a que se elaboren estas valiosas sustancias en nuestro organismo. Varios autores relacionan el deporte con la producción de endorfinas, este fenómeno es cierto, teniendo mejores resultados si se toman en cuenta todas las recomendaciones anteriores.

Cada individuo tiene una actividad que disfruta desarrollar, actualmente se conocen como *hobbies* o pasatiempos y varían de acuerdo con los gustos de cada persona como escribir un libro, salir de paseo, leer, pintar, bailar, tocar algún instrumento, escuchar música, armar barcos, coches o aviones a escala; estas actividades también ayudan a producir endorfinas, disminuyendo el estrés y generando un ambiente positivo, modificando la rutina.

Es de nuestro conocimiento que la meditación y la práctica de algunas disciplinas y técnicas orientales como yoga, reiki o karate, generan armonía entre el cuerpo y la mente, es importante reflexionar sobre lo que pretendemos en nuestra vida para lograr un equilibrio emocional. En nuestro mundo agitado, en el que la preocupación por *poseer* gana los primeros lugares en angustia y nerviosismo, la oración y las prácticas de reflexión se han quedado en el olvido.

Cuando tenemos ciertas vivencias que disfrutamos intensamente y que generan grandes emociones positivas, como los momentos mágicos que experimentamos cuando nos reímos o disfrutamos con la familia y los amigos, nos enamorarnos de la vida y de nuestra pareja, nos relajamos, compartimos y tenemos éxito en el estudio, trabajo o en los juegos de azar y cuando vivimos intensamente, esas sensaciones y experiencias son las que generan más endorfinas, las cuales, en combinación con los alimentos, el ejercicio y la meditación, proporcionan al organismo una potente arma contra el estrés y la depresión.

Manifestaciones clínicas del estrés

Cuando una persona se encuentra expuesta a diversas situaciones que le provocan estrés constante y prolongado, éste se hace crónico y puede afectar diferentes partes del organismo, las principales se resumen a continuación:

Sistema neuroendocrino

El sistema neurológico o nervioso es el que coordina a todo el organismo, es el "sistema maestro" que dirige y controla todas sus funciones, permitiendo que tenga una estabilidad constante y la capacidad de adaptarse a cualquier variación ambiental como un cambio de temperatura, luz, sonido, etcétera.

Se encuentra formado por un conjunto de neuronas que constituyen diferentes estructuras, órganos y nervios; éstos últimos son los conductos por los que se envían las percepciones internas del organismo (dolor, hambre, sed...) y del mundo exterior hacia el cerebro reaccionando de diversas maneras a dichos estímulos.

El sistema nervioso se encuentra dividido en dos partes:

- El sistema nervioso central, formado por la médula espinal y el encéfalo.

- El sistema nervioso periférico, integrado por los nervios que salen del sistema nervioso central.

El sistema endocrino se encuentra integrado por una serie de glándulas que secretan diversas hormonas, ante cualquier variación que perciba el sistema nervioso, lo activa para mantener al cuerpo lo más estable posible, por esta razón se le llama neuroendocrino.

El hipotálamo es una región cerebral, cuya función es regular el ritmo vital del organismo y estimular a la hipófisis que es la glándula maestra (también conocida como pituitaria) a secretar las hormonas necesarias para sobrevivir y mantener la estabilidad orgánica (homeostasis).

El mecanismo de acción consiste en que, una vez estimulado, el sistema endocrino vierte en la sangre una serie de hormonas que llevan diferentes mensajes bioquímicos al organismo. También hay glándulas de secreción externa, las cuales no vierten sus productos a la sangre, un ejemplo de éstas son las sudoríparas y las que colaboran en el proceso digestivo como la bilis y el jugo pancreático.

Cuando el organismo recibe algún tipo de amenaza o cambio de situación, el sistema nervioso envía la alarma mediante los sentidos hacia el cerebro, el cual la procesa y estimula la producción de una serie de hormonas de acción para programar al cuerpo a responder ante esta nueva circunstancia. Se liberan la adrenalina (activa la frecuencia cardiaca) y el cortisol (genera un aumento de glucosa en la sangre) de las glándulas suprarrenales que se encuentran en la parte superior de los riñones; ambas hormonas se encargan de aportar energía al cuerpo para poder reaccionar de inmediato; cuando la amenaza termina, el organismo recupera su normalidad.

El cuerpo humano está programado para sobrevivir y los mecanismos de acción para este fin trabajan a la perfección en un cuerpo saludable, el problema comienza cuando se expone a periodos intensos de estrés, donde dichos mecanismos se sobrecargan. Este fenómeno fue estudiado después de la Primera Guerra Mundial en soldados que sufrieron terribles experiencias, afectando su metabolismo basal, es decir, el gasto calórico diario para realizar todas las actividades cotidianas normales.

A mediados del siglo pasado se descubrió que las personas que se encuentran en periodos de estrés constante, pueden presentar una alteración en los niveles de yodo proteico; este elemento es necesario en el organismo para la síntesis de las hormonas tiroideas, las cuales son secretadas por la tiroides que es una glándula que se encuentra en el cuello, en ambos lados de la tráquea. Como consecuencia se puede padecer hipotiroidismo (bajos niveles de las hormonas tiroideas), los síntomas que presenta el paciente con este padecimiento son lentitud de atención y movimientos, así como la disminución en sus reacciones normales, que modifican su estilo de vida, ya que experimenta sentimientos de inseguridad. También se puede padecer hipertiroidismo (altos niveles de las hormonas tiroideas), en el cual las personas se tornan nerviosas, susceptibles, irritables y con un sentido de responsabilidad exagerada, dichos cambios, en el funcionamiento de la tiroides, alteran el comportamiento y la personalidad de los pacientes.

La mayoría de las personas hemos percibido el estrés que se genera en las mujeres que no se pueden embarazar, éste puede alterar los niveles de estrógenos, produciendo cambios en la ovulación y el ciclo menstrual; se han dado casos que en cuanto bajan los niveles de estrés por diversas situaciones o debido a una adopción, es fácil que las pacientes resulten embarazadas.

Como se ha mencionado, anteriormente, todos los movimientos y funciones de nuestro cuerpo, conscientes o inconscientes, dependen del sistema nervioso; si un organismo se encuentra en constante estrés, los conductos nerviosos no pueden responder de la misma manera que en uno estable; la calidad de los mensajes se deterioran como si hubiera interferencia, reaccionando de manera poco eficiente ante cierta situación; la persona afectada se encuentra confusa y dispersa, sumergida en los problemas que le provoca su estado de estrés. También se produce un desgaste orgánico debilitando la eficiencia y el funcionamiento del sistema inmunológico, disminuyendo la probabilidad de combatir las infecciones y aumentando la probabilidad a enfermar.

Síndrome metabólico

Al conjunto de alteraciones metabólicas que presentan los siguientes signos clínicos, se le conoce se como Síndrome Metabólico (SM).

- Obesidad (principalmente abdominal)

- Intolerancia a la glucosa

- Incremento de lípidos en la sangre (triglicéridos y colesterol)

- Hipertensión arterial

Los pacientes que presenten tres o más de estos factores de riesgo, aumentan la probabilidad de padecer diabetes *mellitus* tipo 2, caracterizada por una deficiente secreción de insulina por el páncreas (que es una glándula que se encuentra en el abdomen, detrás del estómago) y diversas enfermedades cardiovasculares como cardiopatías, trombosis, embolias y accidentes cerebrovasculares.

Las personas con mayor propensión a padecer dichas enfermedades son las que presentan comportamientos desordenados como una dieta poco saludable, obesidad (principalmente en la parte abdominal), tabaquismo, consumo de más de dos copas de alcohol al día y sedentarismo, también pueden presentarse por envejecimiento y en mujeres cercanas a la menopausia, debido a las alteraciones hormonales.

Está científicamente comprobado que las personas obesas sufren mayor incidencia de enfermedades degenerativas, oncológicas, metabólicas y su promedio de vida es menor, por esta razón, es muy importante contar con un IMC adecuado y visitar por lo menos una vez al año al médico para prevenir cualquier enfermedad.

Sistema inmunológico

La historia nos relata varios acontecimientos y calamidades que ha sufrido nuestra especie desde su inicio, las plagas y la peste han afectado al hombre de diferente manera; de todas estas catástrofes ha podido sobrevivir hasta nuestros días. En la antigüedad se observaron varios casos de recuperación después sufrir una epidemia, estos hechos se encuentran relatados en la historia de las grandes civilizaciones.

Cuando una enfermedad afectaba a una población, no se contaba con ningún conocimiento científico para poder controlarla, por lo que se convertía en epidemia; simplemente, se sospechaba que algún agente patógeno podía causarlas, por esta razón, cuando la peste azotó Europa repetidas veces en la antigüedad, se quemaba la ropa y las pertenencias de quienes la sufrían.

Se tienen referencias literarias del siglo XI acerca de que en el Lejano Oriente se practicaron las primeras curaciones causadas por bacterias inoculando al paciente con pus de alguna persona infectada. Posteriormente, en 1771, Edward Jenner descubrió la vacuna contra la viruela observando que los trabajadores de las granjas se volvían inmunes a esta enfermedad cuando estaban en contacto con vacas enfermas, de allí el nombre de "vacunas". En 1891, Louis Pasteur inició las bases científicas sobre la vacunación y se realizaron varias investigaciones sobre este tema. A principios del siglo XX, recibieron el Premio Nobel de Fisiología y Medicina los científicos Robert Koch y Paul Ehrlich. El primero por sus postulados que afirman que los microorganismos patógenos son los causantes de las infecciones; el segundo por el descubrimiento de la existencia y función de los anti-cuerpos en el organismo.

Actualmente, se ha comprobado que el cuerpo humano tiende a mantener condiciones estables para realizar todas sus funciones, el sistema inmunológico contribuye a que éstas se desarrollen adecuadamente, ya que cuenta con varios mecanismos para combatir las enfermedades: reconociendo, reaccionando y eliminando a los agentes patógenos (nocivos) que lo puedan agredir.

En dicho sistema, la función de los leucocitos y las plaquetas son muy importantes, ya que rastrean cualquier anomalía y reparan los daños que sufre el organismo; a continuación se explican brevemente:

- *Leucocitos*: también conocidos como glóbulos blancos, son la base de este sistema, forman parte de la sangre y transitan por todo el organismo; su función es producir defensas y anticuerpos para neutralizar la acción las sustancias extrañas que nos puedan dañar y de los agentes patógenos como hongos, bacterias y virus.

- *Plaquetas*: son porciones celulares de la médula ósea que circulan también en la sangre y tienen la función de formar una red de protección con el fin de reparar heridas y lesiones que sufre el organismo.

En los periodos de estrés intenso y prolongado se inhibe la función del sistema inmunológico, debido a que se produce un desequilibrio neuroendocrino que altera la producción y funciones de los leucocitos y plaquetas.

Debemos de tomar en cuenta que la alimentación es muy importante para que este sistema trabaje correctamente, las células del sistema inmune dependen de los nutrimentos disponibles.

Para que el organismo sea capaz de obtener los nutrimentos que requiere para realizar todas sus funciones es necesaria una buena digestión. Cuando una persona se encuentra en estado de relajación, dicho proceso se realiza normalmente, la secreción salival fluye para formar el bolo alimenticio, contando con tiempo suficiente para su masticación, reduciendo la proliferación de las bacterias y dando como resultado una aceptable salud bucal; por esta razón a la saliva se le considera como el primer filtro corporal. En estado de estrés sucede lo contrario, las enzimas y el volumen de los fluidos salivales se alteran, los pacientes se vuelven propensos a padecer caries dentales, mal aliento y gingivitis (inflamación de las encías), el tiempo de masticación es menor y los carbohidratos, que se deben empezar a digerir en la boca, pasan al estómago complicando el proceso digestivo.

Es un hecho científico la relación que existe entre el sistema nervioso central, el inmune y el endocrino, encontrando una analogía que establece que *en cuanto aumenta el estrés crónico, disminuye la calidad y el tiempo de vida.*

Aparato digestivo

Es de nuestro conocimiento que los factores emocionales se pueden manifestar prácticamente de inmediato en el aparato digestivo, afectando desde la boca, causando los problemas que ya se mencionaron, hasta provocar diarrea, hemorroides y estreñimiento.

Las principales causas de las molestias producidas en el aparato digestivo debido al estrés se sintetizan a continuación:

- Se afectan los movimientos involuntarios llamados peristálticos, modificando las funciones de diferentes órganos.

- Se altera la producción de ácido en el estómago, provocando lesiones comúnmente llamadas úlceras.

- Se producen trastornos en el funcionamiento de la vesícula biliar complicando el proceso digestivo.

Se ha relacionado el estrés con pacientes que sufren reflujo, éste fenómeno se debe a que la ansiedad puede alterar la actividad motora del esófago.

Otro padecimiento es la dispepsia no ulcerosa, anteriormente se le conocía como digestión difícil, la cual se acompaña de molestia en la parte superior del abdomen y provoca irritación emocional dado que causa gran malestar en los pacientes.

Desde que somos pequeños hemos escuchado que los diversos problemas a los que se enfrentan las personas mayores pueden ocasionar úlcera gástrica o duodenal; estos padecimientos se deben a que las presiones de la vida moderna pueden generar lesiones en la mucosa de dichos órganos, provocadas por alteraciones en la secreción del ácido gástrico. Cada día es más común que este padecimiento afecte a los adultos jóvenes, adolescentes y, últimamente, se ha presentado en menores de edad, debido a problemas escolares, variaciones en la dieta o al estrés que ha alcanzado también a la niñez mundial.

Uno de los padecimientos comunes que causa el estrés en el aparato digestivo es el Síndrome del Intestino Irritable (sii), originado por una alteración en el funcionamiento del intestino delgado, colon y recto, acompañado de dolor y malestar abdominal ocasionados por un alto grado de ansiedad.

Cuando se sufre de inestabilidad emocional, debido a diversas presiones económicas, laborales, sociales y a la tensión de la vida cotidiana, es común presentar problemas en el sistema digestivo que se potencializan al consumir productos industrializados, convirtiéndose en detonadores de las manifestaciones del estrés en el aparato digestivo y en factores de alto riesgo para la salud, al igual que el consumo de estimulantes, alcohol y tabaco.

Aparato respiratorio

Es común relacionar el estrés con las afecciones respiratorias; cuando experimentamos alguna situación inesperada, positiva o negativa, notamos que varía el ritmo respiratorio provocando diferentes reacciones en nuestro organismo.

Está comprobado que la tensión, la ansiedad y la fatiga, favorecen varias alteraciones y enfermedades respiratorias como dificultad para respirar, asma y la enfermedad pulmonar obstructiva crónica (epoc), entre las más importantes. También disminuyen las defensas del organismo, facilitando el desarrollo de varias infecciones, causando enfermedades como bronquitis y neumonía.

Los eventos negativos pueden provocar una crisis grave de estrés, aumentando la probabilidad de sufrir problemas respiratorios agudos; este hecho se ha presentado en algunas catástrofes naturales que han afectado a la humanidad, donde la situación se complica por la falta de atención médica.

Si una persona sufre algún episodio de pánico, se provoca en el organismo una hiperventilación pulmonar que altera el intercambio gaseoso en los pulmones, provocando una falta de oxigenación e incluso un desmayo.

He observado que en algunos alumnos que se encuentran en periodo de exámenes, aumenta la probabilidad de contraer infecciones en las vías respiratorias, como el refriado común o gripa, las cuales, si no se atienden a tiempo, pueden presentar complicaciones.

Otro gran problema al que nos enfrentamos, y que es parte de la vida cotidiana del mundo actual, es la contaminación ambiental; la calidad del aire que respiraban nuestros abuelos era muy diferente a la actual, debido a que presenta un alto porcentaje de compuestos derivados de la quema de compuestos fósiles. Los gases tóxicos y el humo del cigarro producen en el organismo agentes oxidantes que alteran y dañan diferentes funciones, entre ellas la respiratoria, la cual sufre mayor alteración si nos encontramos en un periodo de estrés.

Sistema circulatorio

El corazón es la bomba del aparato circulatorio, la cual funciona mediante estímulos enviados por el sistema nervioso central, su función es enviar la sangre por todo el circuito de venas y arterias para lograr una buena irrigación sanguínea y poder realizar el intercambio gaseoso, manteniendo un buen nivel de oxigenación y nutrición en el organismo.

Para poder enviar la sangre a través del cuerpo, el corazón emite latidos, esto recibe el nombre de pulso; el número de latidos que se emiten a lo largo de un minuto se le conoce como frecuencia cardiaca y la fuerza que ejerce dicha sangre en las paredes de las arterias recibe el nombre de tensión arterial, la cual sólo se puede medir con ayuda de un baumanómetro.

Se ha comprobado que las emociones se relacionan con el ritmo cardiaco, los seres humanos estamos expuestos a una infinidad de agresiones del medio; la contaminación, tensión emocional, ansiedad, estrés laboral, falta de apoyo social, entre otros aspectos negativos, pueden generar alteraciones, algunas sin mayor importancia como el dolor de cabeza producido por cambios vasculares; si el estrés se vuelve crónico y no se cuenta con un buen estado de salud, puede ocasionar problemas graves como el desarrollo de:

• *Hipertensión arterial*: se presenta una elevación en la tensión arterial de manera crónica, la herencia es la principal causa. Se controla fácilmente con medicamentos; sin embargo, ciertas noticias que generen estrés provocarán que la tensión arterial aumente de manera notoria.

- *Enfermedad coronaria*: es la principal causa de muerte en México y otros países, este padecimiento se debe a la acumulación de colesterol y otros compuestos en las arterias coronarias provocando un estrechamiento y endurecimiento de las mismas causando ateroesclerosis, como consecuencia produce una disminución en la irrigación sanguínea al corazón; este padecimiento puede complicarse desencadenando los siguientes padecimientos:

  Angina de pecho: se presenta con cualquier situación que provoque una obstrucción o espasmo de las arterias coronarias, disminuyendo la oxigenación del corazón y aumentando la frecuencia cardiaca.

  Infarto agudo de miocardio: también es conocido como "ataque al corazón o ataque cardiaco", sucede cuando una parte del músculo cardiaco muere por falta de irrigación sanguínea y oxígeno.

  Paro cardiaco: el corazón deja de latir y la respiración se detiene bruscamente, provocando la llamada "muerte súbita".

Manifestaciones dermatológicas

Se refieren a las reacciones que tiene el cuerpo en la piel ante algunas situaciones que lo desequilibran. La que más nos incomoda es la sudoración, que en algunos casos de estrés intenso se vuelve excesiva, principalmente en las palmas de las manos, plantas de los pies y las axilas, presentando a veces irritación por la humedad o debido al desarrollo de bacterias. Para ayudar a combatir estas manifestaciones, es recomendable usar ropa de algodón y talco con el fin de evitar complicaciones por el uso de prendas sintéticas.

También se pueden presentar diversas inflamaciones, algunas lesiones cutáneas o aumento en la pérdida del cabello, éstas dependen de la predisposición de cada individuo, su carga genética y el nivel de estrés al que se encuentren sometidos; en la mayoría de los casos que se presentan dichas alteraciones, no causan mayor complicación y en otros, como en el caso del acné recurrente, es necesario consultar a un dermatólogo para recibir el tratamiento indicado.

En los últimos años se ha escuchado hablar de la psoriasis, una enfermedad multifactorial que afecta a 2 por ciento de la población, un padecimiento en el que el estrés psicosocial puede favorecer a su desarrollo. Es una alteración crónica de la piel, en la que el paciente presenta inflamación y lesiones escamosas gruesas principalmente en codos, rodillas y cuero cabelludo, es indispensable el tratamiento médico para controlarla.

Otra afección cutánea, donde el estrés crónico juega un papel muy importante, es un tipo de alopecia (calvicie) caracterizada por presentar placas lisas redondeadas con pérdida de cabello, pestañas, cejas, barba o vello axilar, se presenta en pacientes con tensión emocional por más de seis meses, los cuales ingieren una dieta poco saludable, debido a su estado de ansiedad; es indispensable acudir a un médico para que indique el tratamiento a seguir.

Las lesiones cutáneas que se relacionan con el estrés son las verrugas vulgares, también llamadas mezquinos y el herpes simple. Es necesario consultar a un dermatólogo para recibir el tratamiento indicado para controlarlas; el herpes es causado por un virus que se activa cuando se debilita el organismo después de sufrir fuertes tensiones emocionales.

Para ayudar a prevenir y mejorar enfermedades de la piel es necesario incluir en la dieta alimentos ricos en vitamina A como la yema de huevo, leche y sus derivados (queso y yogur), frutas y verduras de color amarillo, naranja y verde obscuro que también son buena fuente de esta vitamina y son recomendados por su acción antioxidante para evitar el envejecimiento celular.

Enfermedades alérgicas

La tensión emocional puede generar varias reacciones alérgicas en el organismo; cuando presentamos síntomas de gripa, muchas veces nos preguntamos si es alergia o enfermedad.

En las grandes ciudades la contaminación ha provocado infinidad de alergias, la más común es la rinitis, que es ocasionada por alergenos inhalados como el polvo, gases tóxicos, polen y, en ocasiones, se puede presentar cuando hay variaciones de temperatura, clima y humedad.

Los síntomas que se presentan son una serie de estornudos provocando irritación y congestión nasal, también puede afectar a los ojos y la faringe. Es común este padecimiento en niños y adolescentes cuando se encuentran en algún periodo de estrés; en el momento que termina, los síntomas desaparecen volviendo el organismo a la normalidad.

Otra enfermedad alérgica es la dermatitis atópica, también conocida como neurodermatitis, caracterizada por la irritación, descamación y engrosamiento de la piel cercana a los párpados y a la boca, también puede presentarse en las manos, se encuentra relacionada con algún alergeno y periodos de alta tensión psicológica. Es común que lo presenten pacientes de piel seca con poca sudoración, de carácter irritable e inestable, generalmente se manifiesta en personas que viven en climas cálidos.

El asma también puede relacionarse con este tipo de enfermedades, muchas veces el detonador es un alergeno como el polen, ácaros, plumas de aves, solventes, pasto recién cortado, detergente, etcétera. También puede ser ocasionado por alguna infección, estrés o cambio de clima. Se presenta desde la etapa infantil y es muy frecuente en las grandes ciudades en tiempo de invierno cuando se presentan inversiones térmicas.

La urticaria es una irritación en la piel, generalmente es acompañada por inflamación de la zona afectada por algún alergeno como las hojas de algunos vegetales o un factor físico como el frío o calor. Algunas veces es provocada por algún fármaco, aditivo, colorante o alimento, produciendo ronchas; también la pueden ocasionar un contaminante inhalado, una infección bacteriana o la tensión emocional.

Enfermedades reumatológicas

Estas enfermedades involucran al aparato locomotor formado por los huesos, ligamentos y cartílagos que aportan estructura y soporte al cuerpo, los músculos que le dan forma y movimiento y las articulaciones que son las uniones entre los huesos.

Cuando una persona ha sufrido un periodo de estrés prolongado, puede desarrollar algunas enfermedades o molestias que involucran a este aparato. La más común es la que ocasiona dolor muscular, debido a la producción de ácido láctico, originando rigidez en los movimientos; este padecimiento generalmente no tiene complicaciones.

Todos hemos experimentado algún episodio de estrés en el que se encuentra involucrada alguna molestia como dolores en la mandíbula, nuca, hombros o espalda, los cuales se deben a la tensión involuntaria de los músculos causando dolor; generalmente las molestias disminuyen cuando termina el periodo de estrés.

Algunas veces el estrés cotidiano puede provocar dolor severo en la mandíbula, cerca del oído, en la articulación temporomandibular, produciendo contractura en los músculos de la masticación, confundiéndose con dolor de oído o de cabeza, para su tratamiento es necesario consultar un médico maxilofacial para atender y solucionar el problema.

Las molestias anteriores, en algunos pacientes, cuando experimentan periodos de intensa ansiedad y angustia, se puede convertir en un problema crónico y si no es atendido adecuadamente, puede degenerarse en alguna deformidad y causar discapacidad física. Para ayudar a combatir este problema es necesario consumir alimentos antioxidantes como frutas y verduras y combinarlos con aquellos que aporten magnesio como los ejotes y tomates (para ayudar a la absorción de calcio), vitaminas del complejo B y selenio. Los alimentos ricos en estos nutrimentos son avellanas, almendras, lentejas, queso, pescado, cacao, frutos secos y pan integral.

El Síndrome de Fatiga Crónica (SFC) es otra consecuencia de sufrir estrés crónico, se presenta cuando el paciente consume por tiempo prolongado una dieta deficiente en vitaminas y minerales, la cual debilita su organismo y su capacidad para defenderse. Generalmente se inicia con algún síntoma gripal originado por algún virus, acompañado por ansiedad, agotamiento, fatiga y dolores en los músculos y huesos, los cuales se vuelven crónicos. Es indispensable recurrir al médico para que elabore un diagnóstico adecuado y establezca un régimen alimentario equilibrado de acuerdo con el estado de salud de cada paciente. Esta enfermedad es un ejemplo de cómo el estrés y una alimentación equivocada alteran la respuesta inmunológica.

Otra enfermedad relacionada con este padecimiento es la fibromialgia; se ha observado que se debe principalmente al estrés urbano y a una alimentación deficiente, se manifiesta por una baja resistencia y contractura muscular, fatiga, dolor corporal generalizado y en algunas regiones específicas, principalmente en la inserción o "raíz" de los músculos, provocando rigidez en los movimientos. Los síntomas se agudizan con los cambios de clima y el estrés. Se ha comprobado que una dieta saludable reduce los síntomas, mostrando una mejoría notoria en los pacientes durante los primeros meses.

Se recomienda que para el tratamiento de las enfermedades del aparato locomotor relacionadas con el estrés, se procure una dieta libre de alimentos procesados como embutidos, frituras y conservas.

Es necesario incluir en la dieta alimentos cuyo contenido sea alto en biotina como la yema de huevo y las nueces, así como alimentos ricos en vitaminas del complejo B, algunos ejemplos de éstos son yogur, queso y pollo; también se recomiendan almendras, cacao y arroz integral, debido a su aporte de magnesio.

**Esquema del funcionamiento correcto
de los principales sistemas en el organismo humano**

Percepciones

Exteriores

Interiores

Sistema neurológico

Sistema endocrino

Hipófisis

Síntesis normal de hormonas y endorfinas

Sistema inmunológico

Suficiente producción de leucocitos, plaquetas y antígenos

Funcionamiento corporal saludable

**Esquema del funcionamiento de los principales sistemas
en el organismo en tiempo de estrés**

Percepciones

Exteriores   Interiores

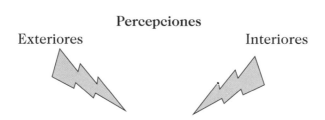

Sistema neurológico

Sistema endocrino

Hipófisis

Alteración en el metabolismo de las hormonas y endorfinas

Sistema inmunológico

Desequilibrio en la producción de leucocitos,
plaquetas y antígenos

Funcionamiento corporal deficiente

Síndrome de Burn-Out

El siguiente diagrama resume las causas y la manera en que el estrés puede aumentar o disminuir dependiendo de la actitud que cada individuo muestre hacia él.

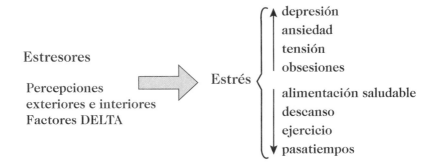

En ocasiones el estrés es provocado por la confrontación de fuerzas encontradas, debido a que durante nuestra vida tenemos que cumplir con roles diferentes. Es común tatar con madres angustiadas por la seguridad y educación de sus hijos las cuales, a su vez, son las proveedoras del sustento económico de su hogar y los pequeños tienen que pasar varias horas del día en escuelas o guarderías, alejados de su familia.

Todos los seres humanos estamos expuestos a diversos detonadores de estrés y sus trastornos de ajuste; con el fin de que no alteren nuestra conducta, es necesario identificar, analizar y jerarquizar a los estresores que lo provocan y dar pronta solución al conflicto, evitando el agotamiento que nos puede afectar emocionalmente. Los médicos identifican al estrés como un precursor de las *enfermedades invisibles,* en las que no se encuentran indicadores biológicos de la afección; este tipo de padecimientos fueron descritos desde el siglo XVI por Paracelso, quien aseguraba que el complemento del hombre y de la naturaleza es invisible y que: "El cuerpo del hombre absorbe el cuerpo del mundo".

Dicho fenómeno sucede en el Síndrome de Burn-Out, el cual influye en el comportamiento humano y es provocado cuando se realizan una serie de esfuerzos para lograr un objetivo y éstos no se compensan adecuadamente, ocasionando un fuerte desgaste emocional, debido a la exposición constante al estrés que se acumula sin darnos cuenta y quien lo sufre se siente *fulminado,* ya que experimenta una gran frustración por no lograr ciertos objetivos o por la falta de reconocimiento.

Los pacientes experimentan un gran vacío en sus logros profesionales, exagerada presión en sus labores y sufren una despersonalización al tratar cualquier aspecto relacionado con su trabajo; dichos síntomas provocan una sobrecarga emocional originando repercusiones en la salud y en el comportamiento de quienes lo padecen como dolores de cabeza, resfríos constantes, baja autoestima, dificultad para relacionarse y concentrarse, abuso de diversas sustancias y culpar a otros de sus fracasos. Si se prolonga este comportamiento, las personas abandonan sus oficios, debido a la indiferencia hacia ellos y terminan padeciendo algún tipo de depresión.

El Síndrome de Burn-Out lo presentan personas responsables y entregadas a sus labores, se manifiesta principalmente en el área de servicios humanos; en profesionistas de la administración pública, servicios de salud, en enfermeras, médicos y cuidadores y en el personal dedicado a la educación como los bibliotecarios, educadoras y maestros; en ocasiones puede afectar a estudiantes o atletas de alto rendimiento, quienes se esfuerzan por sobresalir.

Este síndrome se mide con el modelo de Maslach, en el cual se evalúan diferentes comportamientos de los individuos que sufren de una sobrecarga emocional, destacando tres aspectos:

- Agotamiento emocional
- Realización personal en el trabajo
- Despersonalización

Los resultados obtenidos indican la motivación que muestran las personas al realizar sus labores, y en las empresas son utilizados como una herramienta para valorar el nivel de adaptación y desgaste profesional de cada uno de sus miembros.

Los recursos humanos son el principal activo de toda empresa, por lo que se recomienda que sus trabajadores se desarrollen como parte de ésta, dentro de un ambiente relajado, potencializando su creatividad, conocimientos y realización personal, aumentando el rendimiento en la producción, servicios y utilidades.

Depresión

La depresión es un decaimiento del estado de ánimo, se origina por una o varias experiencias negativas que no se superan, provocando una disminución en la actividad física, psíquica o intelectual.

Varias civilizaciones antiguas conocían y daban tratamiento a esta enfermedad, debido a que se altera el ritmo de la vida cotidiana. Hipócrates recomendaba para superarla un sistema de vida saludable que consistía en una dieta sana y variada y practicar diariamente ejercicio.

Las personas que padecen esta enfermedad muestran todos o la mayoría de los síntomas que se mencionan a continuación y su duración es mayor a dos semanas.

- Inapetencia o apetito excesivo

- Pesimismo y pensamientos negativos

- Falta de energía y concentración

- Desesperanza y culpabilidad

- Trastornos de la memoria y del sueño

- Irritabilidad

- Ansiedad

- Pánico

- Cambios de estado de ánimo

- Incapacidad para disfrutar momentos felices

- Miedo a salir de la casa

- Baja autoestima

- Pérdida del deseo sexual

Estos cambios de conducta son accionados por un desequilibrio bioquímico en el organismo ocasionado por el entorno ambiental. Debido a que los trastornos psicológicos originan diferentes reacciones fisiológicas, disminuyen los niveles de algunos compuestos químicos del cerebro causando alteraciones en el cuerpo humano, aumentando el riesgo a deprimirse.

Dichas alteraciones provocan en las personas situaciones caóticas, tanto en sus actividades cotidianas como en su vida privada, ocasionando pensamientos negativos de sí mismos y de los demás, afectando la autoestima y las relaciones sociales, también lesionan las relaciones familiares y debilitan a la persona que las sufre.

Este fenómeno afecta a los individuos de todo el mundo y cada día aumenta de acuerdo con los estudios de la Organización Mundial de la Salud (OMS) y el Banco Mundial (BM), amenazando para 2020 ser la principal causa de muerte después de las enfermedades del corazón.

Algunas personas normales han recurrido a dietas bajas en carbohi-dratos y fibra o alteran su ingesta de ciertos nutrimentos para bajar de peso, provocando un desequilibrio metabólico en el organismo, el cual origina alteraciones en su comportamiento, reportando fuertes problemas de depresión, irritabilidad, episodios de cólera, tristeza y tensión.

Las situaciones estresantes mal canalizadas pueden desencadenar depresión. La muerte de un ser querido, una enfermedad grave, el exceso de estrés en el trabajo, dificultad en el matrimonio o con algu-na relación cercana, el divorcio, un cambio de vida o alguna pérdida significativa, pueden afectar de tal manera al individuo, llevándolo a sufrir Trastorno Antisocial de Personalidad (TAP), conductas delicti-vas o suicidas.

Ante cualquier sospecha de padecer depresión, es recomendable iniciar una dieta saludable, programar una rutina de ejercicio y un cambio de actividades cotidianas que ayuden a incrementar el es-tado de ánimo y la calidad de vida del paciente, si los síntomas no mejoran, es necesario consultar a un médico, el cual indicará el tra-tamiento a seguir.

Neurotransmisores y antidepresivos

Los neurotransmisores son sustancias que liberan las células nerviosas llamadas neuronas para comunicarse entre sí, envían y reciben diversos impulsos a través de las vías o circuitos del sistema nervioso.

Las neuronas emisoras envían los impulsos nerviosos por medio de los neurotransmisores a las neuronas receptoras.

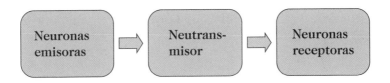

Las personas deprimidas generalmente tienen menor cantidad de neurotransmisores entre las neuronas, originando una disminución en su actividad cerebral y un cambio de conducta.

Los medicamentos que actualmente se utilizan para tratar la depresión tienen diferentes estructuras químicas y son llamados antidepresivos, su función en el organismo es mantener estable la concentración de los neurotransmisores del sistema nervioso. En algunos casos pueden presentar diversos y peligrosos efectos secundarios como molestias gastrointestinales, disminución del deseo sexual, apatía, agitación, pérdida significativa de peso, euforia, alucinaciones, cambios en el estado mental y en la actividad neuromuscular, entre otros.

La mayoría de las personas piensan que están deprimidas y en realidad muestran episodios de angustia y ansiedad, debido a ciertas circunstancias cotidianas y no por causa de una enfermedad tan seria como es la depresión. Una dieta saludable, siguiendo un plan alimentario variado y adecuado, ayudará a combatir los síntomas de la inestabilidad emocional y a restablecer al organismo.

Millones de cápsulas antidepresivas se distribuyen en las farmacias de todo el mundo sin control médico, parece que la depresión se ha apoderado del hombre del tercer milenio y no hemos sido capaces de pensar que los alimentos son la fuente medicinal que nos proporciona la naturaleza para combatir este gran mal que cada día aumenta en nuestro tiempo.

Si tomamos conciencia y reconocemos los síntomas y mecanismos fisiológicos que provocan trastornos de conducta, variación del estado de ánimo o depresión, nuestra generación y las siguientes no sufrirán sus consecuencias, debido a que contamos con todos los elementos para prevenirla con las recomendaciones que se comentaron en los capítulos anteriores, sin olvidar que la base para evitarla es una alimentación saludable para nunca más visitar las farmacias para comprar en forma indiscriminada antidepresivos que tratan este terrible padecimiento de forma y no de fondo.

Comportamiento y alimentación

El cuerpo humano está diseñado para funcionar con alimentos naturales, sencillos y frescos, ensamblando cada una de sus partes con el fin de que el cerebro lo controle y dirija como una unidad perfecta.

Cada especie tiene su propia dieta, los organismos toman los nutrimentos necesarios a través de los alimentos; generalmente, las preferencias se atribuyen a las costumbres y necesidades orgánicas de cada individuo. Se han observado conductas particulares, varias especies de vertebrados, incluyendo al hombre, algunas veces ingieren diversos materiales como hielo, barro, gis, etcétera, con el fin de satisfacer sus requerimientos de minerales; este comportamiento es llamado *pica*.

Todas las limitaciones, desequilibrios, excesos y especialmente el estrés, nos afectan; si un día ayunamos, alteramos nuestra conducta volviéndonos irritables e inestables emocionalmente, debido a que se modifica el metabolismo de los neurotransmisores por la baja concentración de glucosa en la sangre; contrario a este comportamiento, cuando en una comida ingerimos una gran porción de hidratos de carbono como el espagueti, posteriormente experimentamos una sensación de calor y sueño; esto se debe a que el organismo sufre una alteración en el metabolismo de dichos compuestos.

Una alimentación adecuada es la base para mantener una estabilidad emocional durante nuestra vida, encauzando a nuestro favor los sentimientos, emociones y un estado de ánimo positivo.

Muchas enfermedades como gastritis, diabetes y obesidad, que a mediados del siglo pasado eran comunes en personas adultas, actualmente las presentan niños y adolescentes; este fenómeno se debe a que los estilos de vida han cambiado, las dietas desequilibradas y una alimentación a base de colorantes, saborizantes y conservadores han promocionado hábitos alimentarios poco saludables.

La televisión y los juegos electrónicos provocan en los menores sedentarismo, aislamiento y apatía; el estilo acelerado de vida en los adultos y la desintegración familiar, los obligan a enfrentar fuertes estados emocionales generando estrés, el cual es acompañado en varias ocasiones con desórdenes alimentarios, que pueden ocasionar alteraciones en su actividad cerebral.

La moda ha llevado a los jóvenes a padecer enfermedades suicidas como la anorexia y bulimia. Una amiga psicóloga me comentó que la manera más fácil de estresar a una mujer es proporcionarle un folleto de pasarela. *El culto al cuerpo* ha detonado trastornos de conducta como la ortorexia (obsesión por la alimentación saludable) y vigorexia (adicción a la actividad física), los cuales influyen en el comportamiento humano, llevándolo a estados maniacos que desencadenan conductas obsesivas.

La psiconeuroinmunología relaciona los procesos fisiológicos con los psicológicos y concluye que muchas enfermedades son provocadas por una respuesta equivocada de adaptación al estrés. Como se comentó anteriormente, cada día son más frecuentes las enfermedades en adultos jóvenes como gastritis, Síndrome del Intestino Irritable (sii), afecciones cardiovasculares y reumatismo; la prevención de varias enfermedades no se ha logrado, debido a que a pesar de los esfuerzos de varios países e instituciones, en los individuos no existe una conciencia nutrimental adecuada.

Si el cuerpo humano se encuentra en buen estado de salud, existe una alta probabilidad de que resista el estrés y no enferme, amortiguando todas las agresiones del exterior apoyado en su sistema inmunológico, el cual lo blinda en las situaciones adversas y de los agentes patógenos que lo puedan desestabilizar.

Varias veces hemos escuchado la expresión "eres lo que comes", y los dichos populares tienen gran sabiduría; un organismo desnutrido resistirá muy poco a las agresiones del medio que lo rodea, un cuerpo obeso sufrirá los embates que él mismo se provoca; sin embargo, un peso ideal resistirá al medio ambiente, debido a que su funcionamiento será normal sin deficiencias ni sobrecarga.

Cuando una persona sufre de alguna deficiencia nutrimental, provoca también una deficiencia en la producción de los neurotransmisores y la mayoría de las veces muestra una conducta compensatoria aumentando el consumo de estimulantes o reguladores del comportamiento, provocando una dependencia de las sustancias simuladoras de neurotransmisores, de allí la importancia contar con una dieta adecuada.

Hans Selye señala que el estrés es la respuesta involuntaria del organismo a las agresiones cotidianas, involucrando a nuestros sistemas y aparatos protegidos por la piel y formados por los órganos internos, en especial al sistema nervioso y a las glándulas endocrinas, los cuales ajustan al organismo a las nuevas situaciones a las que se enfrenta.

Como ya se mencionó en el capítulo *Manifestaciones clínicas del estrés,* se han registrado infinidad de alteraciones en el organismo por su causa. Uno de los sistemas más afectados y que en la actualidad es tema cotidiano, es el circulatorio y, como consecuencia, los pacientes pueden presentar arritmia o taquicardia; también se han encontrado modificaciones en los niveles de colesterol, si este fenómeno se presenta constantemente, se dañan las arterias coronarias produciendo ateroesclerosis.

En un organismo estresado se alteran los niveles de glucosa provocando un desequilibrio metabólico, disminuye la concentración de zinc plasmático, afectando a la respuesta inmune, también se eleva el nivel de ácido úrico y si este problema se vuelve crónico se puede llegar a padecer *gota.*

Bajo estrés el fluido salival cambia, se han registrado variaciones importantes como la disminución del volumen secretado, ésta es la razón por la cual se mencionó que una de las consecuencias del estrés es la boca seca; también se han encontrado modificaciones en el pH (potencial de Hidrógeno), la viscosidad, el contenido enzimático y las condiciones bacterianas.

Cuando se altera el fluido salival, la digestión se modifica; algunos hidratos de carbono complejos formados por cadenas sencillas, no se desdoblan con las enzimas salivales y pasan íntegramente al estómago, el cual requiere un gasto extra de energía alterando el proceso de dichos compuestos.

Se ha comprobado que en estados de relajación el bolo alimenticio se mezcla normalmente en la boca, la masticación es suave y prolongada, las personas disfrutan su alimento, lo pasan tranquilamente hacia el estómago y tienen tiempo para ingerir líquidos que favorecen la digestión.

He observado en las áreas de "comida rápida", el precipitado proceso de alimentación; las personas se acercan con un gesto de angustia debido a que laboran en alguna empresa cercana o sencillamente llevan prisa, buscan la zona más despejada para que sean atendidos de una manera ágil y puedan comer aceleradamente para regresar al trabajo y checar a tiempo su tarjeta de control.

El estrés que vivimos desde que salimos de casa por la mañana, después de tomar cuando mucho un ligero desayuno, hasta que llegamos por la noche agobiados por el tráfico, ha repercutido en la calidad de vida en las grandes ciudades, provocando lo que se conoce como estrés urbano; en provincia se vive otro tipo de estrés debido a la falta de recursos, medicinas y servicios, principalmente en las poblaciones alejadas de las grandes urbes.

Nuestro organismo siempre debe "blindarse" para resistir las embestidas de la acelerada vida contemporánea, tenemos que tomar conciencia de la importancia de una alimentación equilibrada, tranquila y sana para resistir el estrés, tomando en cuenta la sabiduría de Hipócrates: "Que la comida sea tu alimento y el alimento tu medicina".

Dieta en tiempo de estrés

Un reactor requiere de ciertos insumos para su producción, el cuerpo humano funciona de la misma manera, transforma a los alimentos en diversos productos para realizar sus múltiples actividades, interactuando con el medio ambiente.

El sistema nervioso dirige y controla a todo el cuerpo, formando circuitos o vías a través del organismo, interrelacionando el funcionamiento de los órganos y sistemas con el medio en el que vive.

Para que las neuronas se comuniquen es necesaria la presencia de los neurotransmisores, y cuando un organismo se encuentra en estado de alerta necesita reaccionar inmediatamente para enfrentar a la nueva situación.

El principal neurotransmisor que se asocia con la estabilidad emocional es la **serotonina**; químicamente se deriva de un aminoácido llamado triptófano, el cual se encuentra en ciertos alimentos, el organismo lo transforma y utiliza para realizar varias funciones.

Existen las llamadas "dietas del buen humor", que se basan en la ingestión de alimentos ricos en triptófano; sin embargo, no incluyen a los más de 50 nutrimentos que requiere el organismo para cubrir sus necesidades nutrimentales para funcionar adecuadamente.

La dieta que recomiendo incluye alimentos ricos en triptófano sin excluir en cada comida a ningún grupo alimentario y tomar dos refrigerios al día (con la finalidad de no desplazar ningún precursor de otros neurotransmisores). De esta manera el triptófano, activado por la insulina liberada debido a los carbohidratos presentes en el torrente sanguíneo, penetrará en la barrera del cerebro y se transformará en serotonina para realizar su función como transmisor de las señales nerviosas.

Cuando se sufre una situación estresante o depresiva, las primeras reacciones que tiene el organismo son la inapetencia o la sobrealimentación; este fenómeno causa desorden en el metabolismo y en la producción de serotonina, cuando esto sucede, el cuerpo no reacciona adecuadamente para combatir esta situación y puede enfermar. Muchas personas que hacen dietas desequilibradas sufren ansiedad, debido a que desestabilizan el aporte de carbohidratos y la elaboración de serotonina.

Los niveles de estrés disminuyen si se sigue un régimen alimentario adecuado, se duerme el tiempo suficiente para que el organismo descanse y se realiza ejercicio. La actividad física es necesaria para nivelar el balance de energía cotidiano e indispensable cuando se experimenta un periodo estresante, debido a que la energía almacenada produce tensión, la cual debe liberarse para lograr de nuevo el equilibrio en el organismo y enfrentar las diversas situaciones cotidianas, evitando el agotamiento físico; es indispensable analizar el estresor que provoca el malestar y encontrar una solución al conflicto.

Los alimentos que se recomiendan incluir en la dieta para cubrir el requerimiento diario de triptófano son los siguientes:

Ajonjolí	Habas
Almendras	Huevos
Alubias	Leche
Amaranto	Lentejas
Arroz	Maíz
Avellanas	Moluscos (pulpo, calamar, almeja…)
Avena	Nueces
Brócoli	Papaya
Cacahuates	Pepino
Cacao	Perejil
Carne de pato, pavo, pollo, cerdo y cordero	Pescado fresco, congelado o enlatado
Cebada	Piñones
Centeno	Pistaches
Chícharos	Queso
Crustáceos (langosta, langostinos, cangrejo, camarón…)	Sandía
Semilla de girasol	Semillas de calabaza
Coco	Soya
Col de Bruselas	Tamarindo
Frijol	Trigo
Garbanzos	Yogur

Refrigerios recomendados:

- Una taza de fruta endulzada con una cucharadita de miel de abeja
- Un vaso de jugo de fruta fresca
- Una rebanada mediana de melón con media taza de nieve de fruta
- Un tercio de taza de fruta seca y un té verde
- Un mango mediano rebanado
- Una barra de amaranto con pasas y nueces
- Un té de manzanilla con tres galletas de almendra pequeñas
- Una taza de vegetales con aderezo de miel y mostaza y tres galletas melba
- Un vaso de agua fresca de fruta y una taza de palomitas de maíz
- Un jitomate rebanado condimentado con hierbas para ensalada y cinco *pretzels*
- Una naranja con limón y chile piquín
- Un vaso de jugo de verduras con apio, limón y tres galletas saladas
- Un tlacoyo de frijol con salsa mexicana y un vaso de agua de tamarindo

Es importante mencionar que debemos variar nuestra dieta, entre más colores tenga un platillo, contará con mayor variedad de nutrimentos; siguiendo los parámetros del capítulo *Una rica nutrición*, se lograrán mejores beneficios en nuestra salud y bienestar. Los refrigerios sugeridos se pueden variar y combinar.

Se recomienda incluir en la dieta por lo menos dos veces a la semana pescado, como trucha, atún, salmón, anchoas, macarela, pez espada, caballa, arenque y en especial todo tipo local de peces azules; estas especies como ya se mencionó, son ricas en ácidos grasos Omega 3, los cuales son componentes estructurales de la membrana celular que recubre a todas las células del organismo, incluyendo a las neuronas permitiendo, en combinación con los neurotransmisores, la comunicación entre dichas células. Se ha descubierto recientemente que el pescado también es buena fuente de metionina, otro aminoácido que se debe consumir en la dieta y se relaciona con la longevidad de varias especies incluyendo al hombre.

Es sumamente importante consumir una gran variedad de frutas y verduras, debido a que aportan las vitaminas y minerales necesarios para la producción de los neurotransmisores; también es recomendable consumir té verde, ajo, claras de huevo, soya, semillas de linaza recién molidas, panes y cereales integrales, ya que estos alimentos estimulan la producción de monóxido de nitrógeno (NO), el cual fortalece al corazón y ayuda a prevenir infartos.

Se sugiere reducir el consumo de carnes rojas, grasas, vísceras, embutidos, sal, azúcares refinados, edulcorantes artificiales, refrescos, bebidas energizantes, café, tabaco y alcohol, con la finalidad de que los aparatos y sistemas de nuestro cuerpo funcionen correctamente; se recomienda cocinar con aceites vegetales, de preferencia el de canola, también se puede utilizar el de girasol, cártamo y maíz entre otros; preparar los alimentos con sal marina, ya que su contenido de minerales es mayor que la sal común, y para aumentar el sabor, color y apariencia de los alimentos, se sugiere utilizar bulbos, semillas, hierbas, especias y condimentos naturales.

Un organismo que vive estresado daña a cada una de las células que lo forman debido a que el estrés las induce a sufrir una mayor oxidación celular, cuyo resultado es un incremento en la cantidad de radicales libres, los cuales, de acuerdo con diversas investigaciones, se ha demostrado que pueden producir alteraciones metabólicas e incapacidad de regeneración celular, lo que favorece a desarrollar varias enfermedades degenerativas.

Para contrarrestar el daño bioquímico causado por la acción de los radicales libres en nuestro organismo, es necesario incluir en nuestra dieta los nutrimentos que neutralicen su acción, estos compuestos son llamados antioxidantes, se encuentran presentes en los alimentos ricos en vitaminas A, C y E y minerales como hierro, zinc, cobre, magnesio y selenio.

En los capítulos anteriores se han mencionado varios alimentos ricos en dichos nutrimentos, así como los efectos orgánicos y psicológicos del estrés, varios síntomas combinados pueden provocar padecimientos como el Síndrome de Fatiga Crónica (SFC), que es otra de las *enfermedades invisibles*, ya que no causa indicadores biológicos; en él se manifiestan diversos trastornos de ajuste, provoca irritabilidad, ansiedad y ataques de pánico; el estrés también puede ocasionar migraña asociada con fuertes dolores de cabeza, náuseas, vómito e intolerancia a la luz y el sonido. Las personas que padecen fibromialgia han reportado bajos niveles de serotonina, debido a que ingieren una dieta poco saludable, provocando periodos de angustia y trastornos de sueño.

Por lo menos alguna vez en nuestra vida hemos experimentado *lipotimia,* que se caracteriza por un desmayo con pérdida breve de conocimiento, ésta es causada por sufrir una impresión fuerte o haber experimentado algún episodio estresante, cuando ocurre este evento, el organismo sufre una fuerte baja de la presión sanguínea provocando una disminución en el aporte de oxígeno al cerebro. La recuperación del paciente es muy sencilla, sólo se necesita acostarlo y subir sus piernas a un nivel más alto que el del corazón para regular su presión arterial.

Se ha demostrado que los síntomas que causa el Síndrome Premenstrual (SPM) también están asociados con una baja en los niveles de serotonina debido a los cambios hormonales del organismo, por lo que se recomienda tomar los refrigerios sugeridos anteriormente para obtener el aporte de glucosa y serotonina necesarios para disminuir lo más posible las molestias que se generan.

Algunas personas que han dejado de fumar recurren al consumo de antidepresivos para combatir los síntomas de ansiedad y estrés que provoca la falta de nicotina, este fenómeno también ocurre con las personas que desean bajar de peso, el estrés que provoca el cambio de alimentación en ocasiones los induce a la necesidad de tomar este tipo de sustancias. En ambos casos se recomienda no omitir ninguna comida ni refrigerio con el fin de que el organismo sintetice la serotonina necesaria para estabilizar el sistema nervioso evitando alteraciones y permita que nuestros objetivos se cumplan.

El insomnio se ha vuelto muy común en la vida cotidiana, muchas personas que lo padecen recurren a ingerir diversos productos que inducen el sueño, ignorando que generalmente este problema es debido a que el organismo se encuentra en determinado estado de estrés, en el cual hay una baja de serotonina, provocando a su vez una disminución en los niveles de melatonina, que es la sustancia responsable de regular los ciclos del sueño.

Los griegos recomendaban para cualquier desorden orgánico o de conducta una alimentación equilibrada, ya que empíricamente conocían las propiedades de los alimentos y una buena nutrición. En las civilizaciones antiguas consumían frutas y verduras frescas como aporte de vitaminas, minerales y fibra; como fuente de energía, cocinaban con tubérculos, preparaban panes elaborados con diversos cereales integrales y extraían aceites vegetales como el de oliva; las proteínas se obtenían de las leguminosas, los productos del mar y de la carne de animales de caza, pastoreo o corral.

La mayoría de los pueblos se establecieron cerca de ríos, lagos o mares, por lo que consumían gran variedad de peces, crustáceos y moluscos, tomaban suficientes líquidos con los alimentos, los cuales conservaban con sal, humo, especies o miel; su nutrición balanceada los llevó a obtener un equilibrio en su comportamiento y a fundamentar las bases del conocimiento, el arte y la filosofía.

Durante su evolución, el hombre ha superado grandes periodos de estrés ocasionados por diversas fuerzas que afectan su vida y ha logrado sobrevivir y desarrollarse. Albert Einstein tenía la certeza de que los grandes progresos y estrategias de la humanidad han tenido lugar en periodos de incertidumbre; las invenciones, los descubrimientos y la creatividad nacen de las necesidades humanas. Para librar las grandes batallas de nuestra vida, es necesario que nuestro organismo esté preparado y nos impulse a obtener grandes logros, superando el estrés y teniendo el conocimiento que *las emociones son impulsos electroquímicos* que el ser humano puede controlar si equilibra su vida.

Epílogo

En nuestros días, *el estrés se ha apoderado del hombre,* quien desconoce su fuerza nociva; puede causar una serie de trastornos de ajuste o iniciar, desarrollar o potencializar un sinnúmero de padecimientos por ser un fuerte inmunodepresor. El hombre contemporáneo debe estar consciente de cómo controlarlo para que el estrés no lo controle a él, ya que de un momento a otro, silenciosamente, se encuentra bajo su dominio por el agresivo entorno en el que se desarrolla: alimentación poco saludable, contaminación, vida sedentaria, agresividad cotidiana, cambio de valores y estilo de vida.

Después de haber realizado un análisis científico de las causas bioquímicas y psicológicas del estrés, estoy consciente del daño que puede generar en el organismo afectando nuestra conducta y estado de ánimo, y de la importancia de conservar un estilo de vida tranquilo y saludable para lograr una estabilidad física y emocional.

El hombre ha tenido un cambio significativo de vida a partir de la Segunda Guerra Mundial, antes de este acontecimiento, la causa principal de muerte natural eran las enfermedades transmisibles, que originaron una serie de epidemias y pandemias que azotaron durante toda su historia a la humanidad; posteriormente, con el descubrimiento de los antibióticos, antivirales y el desarrollo de las vacunas, en la mayoría de países, prácticamente han sido controladas.

En la actualidad, de acuerdo con la Organización Mundial de la Salud, la mayoría de las personas mueren debido a enfermedades no transmisibles, en ocasiones derivadas de una dieta poco saludable y del estrés, dentro de las principales están los problemas coronarios, cerebrovasculares y la enfermedad pulmonar obstructiva crónica.

Con el desarrollo del capitalismo, después de las guerras, no sólo hubo innovaciones en medicina, las nuevas tecnologías y la industrialización originaron la construcción y expansión de grandes ciudades, que han originado una infinidad de problemas provocando una fuerte agresión al ambiente físico y psicosocial, debido a la grave contaminación y sobrepoblación. La tensión inconsciente que experimentamos a diario al manejar entre el tráfico, el nerviosismo que genera el ruido o la asistencia a eventos y compras multitudinarias, los conflictos en el trabajo, escuela o familia, han provocado en el hombre un gran cambio en su conducta: vive a la defensiva.

Mis abuelos tuvieron un estilo de vida tranquilo, trabajando, al igual que sus familiares y amigos, acompañados del estrés cotidiano al cual podían controlar; no hay registro de muerte súbita frecuente, a pesar de que fueron testigos de las grandes revoluciones y guerras que transformaron al mundo actual. Ahora se escucha constantemente que empresarios, banqueros, funcionarios y empleados, sufren enfermedades crónicas, infartos o mueren, debido a la presión laboral.

Esta obra pretende dar a conocer la fuerza con la que el estrés puede embestir a un individuo o a una sociedad, de la debilidad física y emocional que podemos sufrir si se apodera de nosotros y la plenitud que podemos alcanzar si nos alertamos a tiempo.

Fuentes bibliográficas

Bibliografía consultada

American Heart Association, *AVB para el equipo de salud,* ACINDES, Argentina, 2002.

Amador Pizá, A., *Técnicas para dominar el estrés y vivir mejor,* EDA-MEX, México, 1998.

Bourges, H., *Nutrición y alimentos: su problemática en México,* CEC-SA, México, 1992.

Díaz del Castillo, B., *Historia verdadera de la conquista de la Nueva España*, Fernández Editores, México, 1965.

Dehin, R., *El poder energético de los alimentos*, Robin Book, España, 1996.

Devlin Thomas, M., *Bioquímica,* Reverté, S.A., España, 2004.

El tintero de las musas, Asociación Mundial de Mujeres Periodistas y Escritoras, Delegación Estado de México, Año I, núm. 1, México, 2008.

Fomento de Nutrición y Salud, A.C., Cuadernos de Nutrición, México, *Agendas 2004 a 2011.*

Fomento de Nutrición y Salud, A.C., Cuadernos de Nutrición, volúmenes 17:3, 1994; 26:2, 2003; 29:3 y 6, 2006; 32:3 y 6, 2009, México.

Gaudry Sarquis, M. O., *Estrés y relajación: diferencias en la digestión oral de carbohidratos,* Universidad Iberoamericana (tesis para obtener el grado de doctora en Psicología), México, 1998.

Geary, A., *The Food and Mood Handbook*, Thorsons, England, 2001.

Goldberg, P., *Artroscopía de articulación temporomandibular,* Boletín Centro Médico ABC, volumen 14, núm. 10, México, 2011.

Goleman, D., *La inteligencia emocional,* Vergara, México, 2005.

Guía práctica para superar el estrés, Plaza y Janés Editores, España y 2000.

Halabe Cherem, J. y Saita Kamiro, O., *Estrés y manifestaciones clínicas,* volumen V, núm 3, McGraw-Hill Interamericana, México, 1998.

Hart, C., *Secrets of Serotonin,* St. Martin's Griffin, EUA, 2008.

Hagen, P., *Guía de autocuidados,* Clínica Mayo, Intersistemas Editores, México, 2001.

Hernández Licona, G., *Efecto de la pobreza familiar sobre la tasa de participación, las horas trabajadas y el desempleo en México,* ITAM - Universidad de Oxford, EUA, 1996.

Hensrud, D., *Guía de la Clínica Mayo sobre peso saludable,* Intersistemas Editores, México, 2001.

Howard, H., Goldman, *Psiquiatría general*, Manual Moderno, México, 2004.

Ignarro Louis, J., Premio Nobel de Medicina 1998, *No más infartos*, Lumen, México, 2005.

Jasso Anderson, W., "¿Estresado yo?", *Revista del Consumidor*, núm. 345. Profeco, México, 2005.

Kleiner, S. y Condor, B., *The Good Mood Diet,* Springboard Press, EUA, 2007.

Kramlinger, K., *Guía de la Clínica Mayo sobre depresión*, Plaza y Janés, México, 2002.

Kraut, A.I. y Korman, A.K. (1999), *The "DELTA Forces" Causing Change in Human Resource Management,* en A.I. Kraut y A.K. Korman, Evolving Practices in Human Resource Management (Eds.), San Francisco, California: Jossey Bass.

Lawson, J., *Endorfinas: la droga de la felicidad,* Ediciones Obelisco, México, 2003.

Mathews, Ch. y Van Holde, K. E., *Bioquímica*, McGraw Hill Interamericana, España, 1999.

Muñoz de Chávez, M. y Chávez Villasana, A., *Tablas de valor nutritivo de los alimentos de mayor consumo en Latinoamérica*, Instituto Nacional de la Nutrición, México, 1999.

Münch Galindo, L. y García Martínez, J., *Fundamentos de administración*, Trillas, México, 1998.

Pasanters, H., Sánchez J. y Tapía, R., *Neurobiología celular*, Fondo de Cultura Económica, México, 1991.

Pérez Lizaur, A. B. y Marván Laborde, L., *Manual de dietas normales y terapéuticas*, Prensa Médica Mexicana, México, 2007.

Pfeiffer, C., *Nutrition and Mental Illness*, Healing Arts Press, EUA, 1987.

Psicología práctica núm. 94, Globus Comunicación, España, 2007.

Salas Cuevas, C. y Marat Álvarez Arredondo, L., *Educación para la salud*, Pearson Educación, México, 2008.

Salas Gómez, L. E., *Educación alimentaria*, Trillas, México, 2003.

Shils, E. M., *Nutrición en salud y enfermedad*, McGraw Hil, México, 2002.

Spring, B., Chiodo J. y Bowen, D., *Carbohidrates, Tryptophan and Behaivor: A Methodological Review*, Texas Tech. University, EUA, 1987.

Tapia, R., *Las células de la mente*, La ciencia para todos, núm. 30, Fondo de Cultura Económica, México, 2003.

Thomson, PLM, *Diccionario de especialidades farmacéuticas*, 2009.

Wexler, B., *Tryptophan, Powerful Serotonin Booster*, Woodland Publishing, EUA, 2008.

Wurtman, J. y Frusztajer N., *The Serotonin Power Diet*, Rodale Inc., EUA, 2006.

Sitios web consultados

http:/contenidos.universia.es/especiales/burn-out/causas/causas-profesorado/modelos-explicativos/index.htm

http://homepage.mac.com/eeskenazi/paracelso.html

http://cbs.xoc.uam.mx/3rafase/obesidad/unidad1.htm#3_2

http://www.mejorcadadia.com/Blog/tag/la-clave-para-vivir-mas/

http://reme.uji.es/articulos/numero28/article1/ar...

http://www.psicología-online.com/ebooks/general/neurotransmisores.htm

http://www.dof.gob.mx/nota_detalle.php?codigo=5144642&fecha=31/05/2010

http://www.who.int/features/qa/18/es/index.html

http://www.botanical-online.com/medicinalesomega3.htm

http://es.wikipedia.org/wiki/L%C3%ADpido

http://es.wikipedia.org/wiki/Antioxidante

http://es.wikipedia.org/wiki/Alimentos_org%C3%A1nicos

Bibliografía recomendada

Hagen, P., *Guía de autocuidados,* Clínica Mayo, Intersistemas Editores, México, 2001.

Massey, A., *Improve your Mood with Food*, Virgin Books Ltd., England, 2006.

Pasantes, H., *De neuronas, emociones y motivaciones,* La ciencia para todos, núm. 158, Fondo de Cultura Económica, México, 2003.

Peña, A., Dreyfus G., *La energía y la vida,* La ciencia para todos, núm. 92, Fondo de Cultura Económica, México, 2005.

Peña, A., Las *membranas de las células*, La ciencia para todos, núm. 18, Fondo de Cultura Económica, México, 2004.